Vorbeugen ist besser als heulen – aber wenn man vor lauter Vorbeugen nicht mehr aufrecht gehen kann, bringt's eben auch nichts. Dr. Guht zeigt die Grenzen der Medizin auf – knallhart, komisch und trotzdem jederzeit kompetent beantwortet er brennende Fragen wie:

- Nützen Vorsorgeuntersuchungen auch mir – oder nur meinem Arzt?
- Vor welchen Gesundheitstrends gilt es sich zwingend zu hüten?
- Die Werbung spricht dauernd von Antiaging – gibt es das auch in echt?
- Wo lauern überall diese bösen Keime und was machen die mit mir?
- Und was zur Hölle taugt Gehirnjogging wirklich?

Dr. Guht stoppt den grassierenden Gesundheitswahn.

*Dr. Christian Guht*, geboren in Bad Pyrmont, hat Medizin in Magdeburg studiert, über Schizophrenie promoviert und war in Berlin als Arzt im Fach Neurologie tätig. Bereits vor seinem Zusatzstudium zum Wissenschaftsjournalisten schrieb er regelmäßig für verschiedene Medien, seit 2004 ist er hauptberuflich als Medizinjournalist und Autor tätig (Apotheken Umschau, Süddeutsche Zeitung u. a.). Christian Guht lebt und arbeitet in München.

*Weitere Informationen, auch zu E-Book-Ausgaben, finden Sie bei www.fischerverlage.de*

Christian Guht

# WER LÄNGER LEBT, WIRD AUCH NICHT JÜNGER

## Dr. Guht heilt den Gesundheitswahn

FISCHER Taschenbuch

FSC
www.fsc.org
MIX
Papier aus verantwortungsvollen Quellen
FSC® C083411

Originalausgabe
Erschienen bei FISCHER Taschenbuch
Frankfurt am Main, Februar 2014


Satz: Pinkuin Satz und Datentechnik, Berlin
Druck und Bindung: CPI books GmbH, Leck
Printed in Germany
ISBN 978-3-596-19643-2

# Inhalt

PROLOG

# Vorbeugen ist besser als heulen

Ich bin jetzt »Anfang vierzig«. Weiter ins Detail möchte ich da nicht gehen. Man kann sagen, ich mache ein »schwieriges Alter« durch. Nämlich jenes, in dem man eben noch von Party zu Party schwirrte und lange ausschlief, nun aber bunte Abenteuer nur noch dank Blu-ray erlebt und dabei immer früher einschläft. Ich ertappe mich dabei, dass mir junge Leute zunehmend merkwürdig und vor allem jung vorkommen, während diese immer mehr Abstand davon nehmen, mich überhaupt wahrzunehmen. Vor allem aber rücken die unvorstellbaren Fünfzig bedrohlich nahe. Spätestens dann wird sich »der Ritt in den Sonnenuntergang« nicht mehr nur sozial, sondern auch körperlich ankündigen. Das Schwierigste an meinem Alter ist, dass es nicht mehr leichter wird.

Kraft, Potenz, Verstand sind sozusagen irgendwann alle aus dem Haus und melden sich nicht mal mehr an Feiertagen. Dafür gibt es dann zu jedem Geburtstag eine neue chronische Krankheit – Bluthochdruck, Diabetes, senile Witzelsucht –, was zwar durchaus neue Perspektiven und Herausforderungen für das Alter bereitstellt, nur eben nicht die allerreizvollsten.

Doch so dicke soll es gar nicht kommen müssen. Prävention lautet das Credo der modernen Medizin: Wer nicht maßlos isst und säuft, den Leib sportlich züchtigt und immer brav zum Arzt geht, kommt nicht unbedingt in den Himmel, wohl aber fit in die Seniorenresidenz. So steht es geschrieben im *New England Journal of Medicine* und anderen ebenso heiligen Schriften.

Ich wollte unlängst wissen, wie es um mich steht und habe das gemacht, was alle ab vierzig tun sollen: Ich habe mir einen Hausarzt gesucht. Hausärzte behandeln – besser: betreuen – Menschen, die entweder eigentlich gesund sind oder derart fertig, dass es so ganz genau niemand wissen möchte. Meiner ordnete mich nach zügiger internistischer Inventur (Blutbild, Blutdruck, Belastungs-EKG) glücklicherweise in erstere Kategorie ein, hielt aber dennoch mit drohendem Unheil nicht hinterm Berg (Alter, Krankheit, Exitus) und befragte mich zu den gängigen Gegenmaßnahmen.

Sport konnte ich eifrig bejahen. So etwa zweimal die Woche laufe ich durch Wald, Flur oder Fitnessstudio und kenne auch den theoretischen Überbau der Angelegenheit: Es ist wissenschaftlich belegt, dass Sport das Leben verlängert – sofern es sich nicht um Schwergewichtsboxen oder Eiskanalrodeln handelt. Denn für die körperliche Spannkraft gilt das Gleiche wie für Sportsocken: Use it or lose it. Kreislauf und Bewegungsapparat wollen in Schwung bleiben. Wähnt der Organismus sich in Frührente, verliert er erst die Façon und dann eine Funktion nach der anderen.

Mich hat allerdings weniger die Einsicht über den Lauf aller Dinge und seine medizinischen Korrelate zum Sport bewogen, als das diffuse Gefühl, das nichts läuft, wenn man es nicht selber tut sowie der Umstand, dass mir irgendwann bei einer ziemlich unpassenden Gelegenheit die Luft knapp wurde. »Fit for fun« wollte ich halt wieder werden. Das habe ich dem Arzt gegenüber eher derart umschrieben, dass ich eben Spaß an der Bewegung hätte.

Beim Rauchen konnte ich ebenfalls punkten. Mache ich

nämlich nicht. Alkohol hätte vielleicht ein Thema werden können, denn ich trinke ihn keinesfalls »wegen des Geschmacks« oder gar der kreislauffördernden Wirkung. Doch kam mir an dem Punkt möglicherweise die verbreitete Maßlosigkeit auf diesem Gebiet entgegen – eine Schnapsdrossel hackt der anderen schließlich kein Auge aus. »Schon klar«, wird sich der Mediziner gedacht haben, als ich sagte: »gelegentlich in Maßen«, notierte es und wechselte mit konspirativer Dezenz den Tagesordnungspunkt.

Meine Angaben zur Ernährung sorgten dann aber doch noch für gehobene Brauen und sinkende Stimmung. Salat nur als Schnitzelornament? Doppelrahmstufe morgens auf nüchternen Magen? Glutamat zum Fernsehen?

Der kleinlaute Verweis auf meine aber doch schlanke Figur konnte nicht viel retten. Von verstecktem Bauchfett, Gefäßschäden und chronischer Entzündung war die geharnischte Rede und davon, dass sich in der zweiten Lebenshälfte all die Esssünden der Jugend rächten. Ich zog es vor, bei der weiteren Inquisition meine Essgewohnheiten in jungen Jahren, etwa den nach durchfeierter Nacht obligaten Chicken-Döner »mit alles« für den Nachhauseweg, nicht auf die Goldwaage zu legen.

Einmal fündig geworden, bohrte der Doktor ohnehin schon schonungslos genug nach: Ob es in meiner Familie irgendwelche Auffälligkeiten gegeben habe. Ich erwähnte diverse Blutstürze, Nervenfieber, zerrüttete Ehen und eine gewisse Tendenz zu neurotischem Vollständigkeitsanspruch, konnte aber keinen Trend zu Fettleibigkeit oder allzu vorzeitigem Ableben ausmachen.

Das beruhigte den Fachmann kaum. Er empfahl mir die »metabolische Situation« umfassend zu checken. Cholesterin, Homocystein, Ghrelin und Leptin – er könne da einiges bestimmen und für mich tun, nur die Kasse leider nicht, denn die zahlten nur bei »begründetem Verdacht« auf dieses oder jenes Leiden, also erst dann, wenn das Leben schon einmal rückwärts an einem vorbeigezogen sei. Das aber wäre »Irrsinn«, weil »zu spät«. Mit montagsdemonstrationsartigem Unterton beklagte er, dass »in Deutschland« immer erst etwas passieren müsse, bevor reagiert werde, und appellierte an die Pflicht jedes Einzelnen, den Anfängen zu wehren. 150 Euro dafür, das heißt in meinem besonderen Fall für ein »Metabolic Staging« inklusive Gefäßsonographie, seien ja wohl kaum der langen Rede wert.

Das fand ich natürlich auch, wollte aber noch wissen, was denn mit dem Ergebnis eines solchen Check-ups – wie immer es auch ausfalle – anzustellen sei. Dass »Grillteller Dubrovnik« nicht unbedingt jeden Tag auf dem Speiseplan stehen dürfe, wäre ja nun klar. Die andere Möglichkeit hingegen, nämlich die, dass der Test bei mir eine gefährliche Unterversorgung mit Transfetten, Schweinemast-Antibiotika und leeren Kalorien aufdeckte, würde ja wohl kaum bestehen.

Mit dieser Annahme lag ich richtig, aber sonst ganz falsch. Ein aktueller »Status« sei unabdingbar für »therapeutische Interventionen«. Solche bestünden keineswegs nur aus der richtigen Gesinnung und Diät, sondern könnten auch Medikamente beinhalten. »In den Staaten nehmen Gesundheitsbewusste Statine«, erfuhr ich. Dazu muss man zwei Dinge wissen: »Statine« sind Medikamente, die den Cholesterinspiegel senken und auf diese Weise der schleichenden Verstopfung von Blutgefäßen entgegenwirken sollen.

»Gesundheitsbewusste in den USA« sind in der Regel wohlhabend und einer Machbarkeitsideologie aufgesessen, die unter anderem beinhaltet, dass man für Geld auch freie Gefäße kriegt. Daher fragte ich mich – und dann meinen Arzt –, ob die genannten Personen nicht nur gesundheitsbewusster, sondern tatsächlich auch gesünder wären, als diejenigen, die nicht alles schlucken, was die Konsumwirtschaft ihnen vorsetzt.

Jetzt driftete ihm das Gespräch etwas zu sehr ins Systemkritische. Ich könne gerne nach drüben gehen – also zum Kollegen – und mir eine zweite Meinung einholen, die aber auch bloß darauf hinausliefe, dass es nur eine gibt: Wer krank wird, ist selber schuld und soll nicht behaupten, sein Arzt hätte nicht alles versucht, ihm das klarzumachen.

Abgesehen davon müssten so Renitente wie ich zukünftig mit finanziellem Regress und sozialer Ächtung rechnen, wenn sie mit ihrer Gesundheit auch ihre Produktivität einfach so dahingehen ließen.

Was soll man da tun? Ich beugte mich vor der fachlichen Exzellenz und der schieren Ausweglosigkeit meiner Alterssituation und willigte ein: Metabolic Staging, Cardio-Check, Ganzkörper-Endoskopie – ich würde alles mitmachen. Was immer der guten Sache – also meinem möglichst langen und angenehmen Dasein auf dieser Welt – dienen könnte, sollte geschehen. Es ließ sich ja alles Mögliche anzweifeln, nur nicht, dass der Arzt eines friedhofsklammen Tages recht behalten musste. Mir blieb nur mitzumachen und vorzubeugen, statt zu heulen, dann würde alles gut.

Ich unterschrieb Einwilligungen, Blankovollmachten und juristische Exkulpationen für den »überaus seltenen« Fall »medikamentenbedingter Hautablösungen«, machte Untersuchungstermine, gelobte frühmorgendliche Nüchternheit und fühlte mich wie neu geboren.

Noch ganz beseelt vom Erlösungsgefühl feierte ich abends bei fetter Pizza und gutem Wein. Kurz vor der zweiten Flasche kamen mir Zweifel: Die sollte jetzt eigentlich zubleiben. Die Gehirnzellen müssen sich ausnüchtern für all die noch anstehenden Herausforderungen, Perspektivenwechsel und Komplexitätserweiterungen im Alter. Auch

Leber und Gefäße haben für heute genug, wenn sie noch Jahrzehnte ran sollen.

Die Gewissensbisse verliefen sich im Laufe der nächsten beiden Fläschchen, doch leider fiel am nächsten Morgen der angesetzte Fitnesstermin aus, und zwar, weil ich um sieben weder auf Anrufe noch auf Schmerzreize reagierte, um neun stark verlangsamt auf der Bettkante saß und um zehn immer noch versuchte, Pizzastücke aus dem CD-Spieler zu fummeln. Kurz: Der alte Schlendrian war schneller wieder da, als er hätte gehen können.

Die Skepsis holte mich ein: Wollte ich zukünftig wirklich auf jeden Spaß verzichten, nur um ihn länger nicht zu haben? Der Knochenmann in mir, das Memento mori bei Pizza, Wein und Sportverzicht, zeigte mir mal die grimme Fratze und jäh wieder ein gütiges Lächeln: Sollte ich mich angesichts des nahenden Endes nun disziplinieren wie ein Bettelmönch auf Schonkost oder es nicht erst recht krachen lassen, als fielen Silvester, Fußball-WM-Titel und Charlie Sheens Junggesellenabschied auf einen Tag? Ich stellte mir die alles entscheidende Frage: Wo siehst du dich selbst in hundert Jahren?

Zwei Möglichkeiten schienen mir plausibel. Entweder ich läge in meinem kalten Grab, derart gesättigt mit Fettsäuren, dass selbst den Maden noch blümerant würde. Oder ich wäre eine Art Jopi Heesters des 22. Jahrhunderts, nur ohne Starnberger Villa und junge Frau. Wissenschaftler würden mich busseweise konsultieren, um mich durch mein aseptisches Zelt zu bestaunen. Alljährlich hielten Staatsvertreter Reden über mein unglaublich langes Leben, die allerdings nur für mich jedes Mal wieder Neuigkeitswert hätten.

Beides kam mir unattraktiv vor. Ich musste die Angelegenheit noch einmal kritisch durchdenken: Ist der Medizin und ihren bedingungslosen Versprechen zu trauen beziehungsweise zu folgen? Wie viel Prävention ist möglich – und noch gesund? Sport, Ernährung, Gen-Check und Vorsorge – ich würde den Dingen auf den Grund gehen und rausfinden, wer noch zu retten ist: Ich, mein Arzt oder der gesundheitsversessene Menschenverstand.

Ergebnis dieser Recherche und inneren Einkehr sind die folgenden Texte, deren Aussagen auf medizinischen Fakten beruhen, wie im Anhang belegt ist. Außerdem haben viele beliebte Prominente mitgemacht – wie immer, wenn es um Gesundheit geht oder um Satire, gegen die sie sich kaum wehren können. Freuen Sie sich also auf die Rolling Stones, Helmut Schmidt, Kai Dieckmann, Verona Pooth, Adolf Hitler und zahlreiche weitere Personen eines öffentlichen Lebens ohne jede Verfallsgrenze.

*KAPITEL 1*

# Wer länger lebt, wird auch nicht jünger

## *Medizin verlängert das Leben nicht ohne Risiken und Nebenwirkungen*

Tot sein ist ziemlich öde, wie jeder ahnt, der schon mal ungeboren war: Die Zeit rauscht so davon, und man schafft irgendwie nichts. Dass es nach dem Leben spannender wird als davor, lässt sich immerhin bezweifeln. Oder anschaulich ausgedrückt: Wer die erste durchwartete Ewigkeit schon nicht zum Harfeüben genutzt hat, fängt in der zweiten vermutlich auch nicht mehr an.

Das stärkste Argument für einen gesunden Lebenswandel besteht daher in seiner todesverzögernden Wirkung. Die mag in Anbetracht der Ewigkeit gering bis unerheblich sein, doch man nimmt ja jedes Schnäppchen gerne mit, auch wenn es nur um ein paar Jahre geht: Haben oder nicht haben – das ist die Frage.

Und deren Antwort kennt nur die Medizin. Weltreligionen, Philosophie und Dieter Nuhr mögen ja manche existentielle Frage gewälzt haben, doch an Nutzerwissen, an praktischen Tipps, wie dem Problem mit der Endlichkeit allen Seins denn nun beizukommen sei, ist dabei wenig rausgesprungen. Dagegen haben Wissenschaft, technischer Fortschritt und beider Lieblingskind, die Medizin, dem ultimativen Sabbatical einiges abgetrotzt: 100 Jahre alt werden Menschen heute, wenn nichts dazwischenkommt. Noch im vorletzten Jahrhundert ging es mit durchschnittlich 45 Jahren zurück in

Mutter Erdes moderigen Schoß – in einem Alter also, in dem heute viele erst darüber nachdenken, möglicherweise eine Familie zu gründen oder vielleicht eine ayurvedische Surfschule auf Lanzarote aufzumachen oder doch Entscheidungscoach zu werden.

Dereinst aber hielten hygienische Dauernotstände und ganz und gar unsanfte Geburten die Lebenserwartung kurz und Gelegenheiten zur Selbstfindung und Sinnsuche überschaubar. Und auch wenn Philosophen und die Kirche das Gegenteil behaupteten beziehungsweise festlegten, unterschied sich der Mensch doch kaum vom Tier: Die männlichen Exemplare schlugen sich für bescheidene Territorialansprüche ungehemmt die Birne ein, die weiblichen bekamen ein Kind nach dem anderen, und zwar unter hygienischen Umständen, gegen die selbst ein Dixi-Klo nach zwei Wochen Oktoberfest steril erscheint. So eine Geburt lief zwar total natürlich ab und versachlichte den Weg ins Leben nicht zu einer kalten, medizinischen Prozedur, wurde dafür aber in einem von zehn Fällen nicht überlebt.

Ignaz Semmelweis, ein ungarischer Frauenarzt, kam vor 160 Jahren auf die gute und damals revolutionäre Idee, sich doch einfach mal die Hände zu waschen, bevor man diese an, genauer: in die Dame legt, und senkte damit die Sterblichkeitsrate im Kindbett um neunzig Prozent. Zum Dank steckte man ihn ins Irrenhaus, vermutlich wegen »Waschzwang«, was zeigt, dass neue Prinzipien in der Medizin es noch nie leicht hatten, vor allem wenn sie gut und billig sind.

Ein anderer Lebensretter von epochaler Bedeutung war Alexander Fleming, den allerdings eher seine Nachlässigkeit zum Helden machte als penible Sauberkeitserziehung. Er ließ 1928 eine Bakterienkultur versehentlich verschimmeln, wovon den Bakterien noch übler wurde als Flemings Putzfrau. Der Pilz hatte nämlich praktischerweise Penicillin hergestellt, mit dessen Hilfe künftig Infektionskrankheiten wirksam bekämpft und bis heute viele Millionen Menschen gerettet werden konnten.

Fleming und Semmelweis wären in einer gemeinsamen Studenten-WG über den Putzplan vermutlich ziemlich aneinandergeraten, doch eint sie der nachhaltige Erfolg im menschlichen Überlebenskampf: Eine Lungenentzündung war fortan keine Lotterie mit dem Leben mehr, eine Geburt glich nicht mehr einer blutigen Geiselbefreiung. Die Säuglings- und Kindbettsterblichkeit sank, die Lebenserwartung stieg an und mit ihr die Hochachtung vor Ärzten und ihrer Kunst.

Deren Exponate einem bisweilen den Atem rauben: künstliches Herz, künstliche Niere, künstliche Brüste – dem Fortschritt scheint keine natürliche Grenze gesetzt. Doch nicht nur geiles Gerät und omnipotente Pillen verlängern das Leben – auch zunehmendes medizinisches Wissen hat erheblich dazu beigetragen, dass Menschen immer älter werden.

Etwa das Bewusstsein für eine vernünftige Ernährung. Ganz früher wurde gegessen, was auf den Tisch kam: Rüben, Kohl oder gar nichts. Vitamine gab es nur zu Weihnachten und Fleisch galt als Spurenelement. Dann später, in Zeiten wachsenden Wohlstands, spachtelte man, als gäbe es kein Morgen, was sich so häufig auch bewahrheitete: Fleischplatten balkanischen Ausmaßes und konsequent kalorienreiche Beilagen, bis Vatis Weste platzte – oder seine Hirnschlagader. Heute gibt es statt hochkalorischer Entrées ernährungsphysiologische Beratungen zum Essen und ohne »hochwertige Nährstoffe« wagt sich kein Gemüse mehr auf den Teller.

Mediziner fanden außerdem heraus, dass man in der Chemiefabrik ab und zu mal lüften sollte und man beim Asbestsägen besser eine Maske trägt, worauf gesundheitsschädliche Arbeitsbedingungen vielerorts zum Besseren geändert oder die Arbeit fortan woanders – von duldsamen Asiaten oder robusten Afrikanern – erledigt wurde.

Auch auf die Risiken von Genussmitteln, Müßiggang und wahllosem Geschlechtsverkehr machten Ärzte aufmerksam, womit sie im Kern bloß die Botschaften der Kirche übernahmen. Doch anders als der Klerus hat die Medizin ihre Gebote belegen und veranschaulichen können. Nicht mehr diffuse Szenarien wie Fegefeuer oder ewige Verdammnis drohen als Konsequenz allzu losen Treibens, sondern streng plausible und nachvollziehbare Prozesse, etwa Obstruktionsatelektasen oder Prädiabetes.

Aus Dank und Ehrfurcht genießen Ärzte heute hohe soziale Achtung und üben unwidersprochene Autorität aus. Ehemalige Bescheidgeber, etwa der Papst, müssen mittlerweile bis in unterentwickelte Elendsregionen wie Brasilien, Kuba oder Paderborn reisen, um noch Gehör zu finden. In der zivilisierten Welt hingegen gilt das Wort der Medizin. Deren Allmacht steht außer Frage. Imposante Geräte kriegen alles raus. Vorsorge-Check-ups und Impfungen versprechen Erlösung, Ablass und Planungssicherheit. Und gegen jede erdenkliche Unbill helfen Tabletten.

Euphorietrübend wirkt allein der Umstand, dass immer noch Leute krank werden – und bleiben – sogar »immer mehr«, wie man ständig hört und liest. Steckt da gar Methode hinter? Haben wir es mit Sabotage am Kunden zu tun, um die künftige Nachfrage zu sichern, so wie es bei Unterhaltungselektronik oder italienischen Autos üblich ist? Wenn man mal erlebt hat, wie es mitunter so zugeht im Krankenhaus, kann man fast den Eindruck gewinnen. Nicht, dass irgendwann alle gesund wären und die schönen Kongresse sich erübrigten.

Das ist natürlich grober Unfug. Krank sind die Menschen bekanntlich immer. Da besteht – anders als bei Unterhaltungselektronik oder italienischen Autos – eine echte Nach-

GALERIA
KAUFHOF
Mannheim N7
N 7, 2 a - 4
68161 Mannheim
Tel.: 0621-1508-0

| | |
|---|---|
| Palmer,Club d.böse | 3,50 E |
| 655 09783431037630 | |
| Dr. Guht, Wer läng | 9,99 E |
| 655 09783596196432 | |

| | | |
|---|---|---|
| *** T o t a l | EUR | 13,49 |
| Anzahl Pos./Art. 2/2 | | |
| Bar | EUR | 15,00 |
| Rückgeld | EUR | 1,51- |
| Nettowarenwert EUR | 12,61 | |
| MwSt 7,00% EUR | 0,88 | |

Für diesen Einkauf hätten Sie mit der
PAYBACK Karte 13 Punkt(e) erhalten!
(außer für Bücher)

010/0652 14.06.14 426/0026 14.06. 12:27

Besuchen Sie unseren neuen
Kriss-Shop im 1. OG

Bitte den Kassenbon für
Umtausch aufbewahren!
WEEE-Reg.-Nr. DE80848693
UST-ID: DE 811142395

Chemiekalien zu vermeiden.

Hiermit ermächtige ich das umseitig genannte Unternehmen, den umseitig ausgewiesenen Rechnungsbetrag von meinem umseitig durch Kontonummer und Bankleitzahl bezeichneten Konto durch Lastschrift einzuziehen.

Ich weise mein Kreditinstitut, das durch die umseitig angegebene Bankleitzahl bezeichnet ist, an, bei Nichteinlösen der Lastschrift oder bei Widerspruch gegen die Lastschrift dem umseitig genannten Unternehmen oder einem von ihm beauftragten Dritten auf Anforderung meinen Namen und meine Adresse vollständig mitzuteilen, damit die Ansprüche gegen mich geltend gemacht werden können.

Ich bin damit einverstanden, dass meine Daten für den Zweck der Zahlungsabwicklung elektronisch gespeichert und verarbeitet werden und im Falle der Nichteinlösung diese Tatsache in eine Sperrdatei aufgenommen und an andere Unternehmen, die ebenfalls das Lastschriftverfahren anwenden, zur Nutzung übermittelt wird. Eine Teilnahme am Lastschriftverfahren ist bis zur Bezahlung der offenen Forderung nicht möglich.

- - - - - - - - - - - - - - - - - - - - - - - - - - - - - - - - - - - - - - - -

Unterschrift

Um die Lesbarkeit des Bondruckes langfristig zu gewährleisten, sind bei der Lagerung direktes Sonnenlicht, feuchte Umgebung und Kontakt mit Weichmachern/Ölen/Fetten/Alkohol/aggressiven Chemiekalien zu vermeiden.

Hiermit ermächtige ich das umseitig genannte Unternehmen, den umseitig ausgewiesenen Rechnungsbetrag von meinem umseitig durch Kontonummer und Bankleitzahl bezeichneten Konto durch Lastschrift einzuziehen.

ch weise mein Kreditinstitut, das durch die umseitig angegebene Bankleitzahl bezeichnet ist, an, bei Nichteinlösen der Lastschrift oder bei Widerspruch gegen die Lastschrift dem umseitig genannten Unternehmen oder einem von ihm beauftragten Dritten auf Anforderung meinen Namen und meine Adresse vollständig mitzuteilen, damit die Ansprüche gegen mich geltend gemacht werden können.

ch bin damit einverstanden, dass meine Daten für den Zweck der Zahlungsabwicklung elektronisch gespeichert und verarbeitet werden und im Falle der Nichteinlösung diese Tatsache in eine Sperrdatei aufgenommen und an andere Unternehmen, die ebenfalls das Lastschriftverfahren anwenden, zur Nutzung übermittelt wird. Eine Teilnahme am Lastschriftverfahren ist bis zur Bezahlung der offenen Forderung nicht möglich.

- - - - - - - - - - - - - - - - - - - - - - - - - - - - - - - - - - - - - - - -

nterschrift

m die Lesbarkeit des Bondruckes langfristig zu gewährleisten, sind bei der Lagerung direktes onnenlicht, feuchte Umgebung und Kontakt mit Weichmachern/Ölen/Fetten/Alkohol/aggressiven hemiekalien zu vermeiden.

iermit ermächtige ich das umseitig genannte Unternehmen, den umseitig ausgewiesenen echnungsbetrag von meinem umseitig durch Kontonummer und Bankleitzahl bezeichneten onto durch Lastschrift einzuziehen.

h weise mein Kreditinstitut, das durch die umseitig angegebene Bankleitzahl bezeichnet ist, an, ei Nichteinlösen der Lastschrift oder bei Widerspruch gegen die Lastschrift dem umseitig nannten Unternehmen oder einem von ihm beauftragten Dritten auf Anforderung meinen Namen frage. Gleichwohl bekämpft die Medizin heute überwiegend ihren eigenen Erfolg. Denn wie so oft beziehungsweise eigentlich immer im Leben, hat alles seine zwei Seiten, gibt es nichts umsonst, steigt direkt proportional zum Hobelaufkommen die Spanemission.

Die menschliche Neigung dem Tod von der Schippe zu springen und die diesbezüglich hilfreichen Verdienste der Medizin weisen nämlich eine erhebliche Nebenwirkung auf: das Altwerden, welches naturgemäß so manchen Abrieb mit sich bringt.

Natürlich kann das Ganze auch ganz harmonisch verlaufen: Man sitzt graumeliert und in englische Strickware gekleidet auf der komplett abbezahlten Veranda, zwinkert jovial langjährigen, guten Freunden zu, die sich allabendlich zu anregenden Gesprächen und importiertem Bolgheri einfinden, während mindestens acht Enkelkinderchen durch den in sepiafarbenes Licht getauchten Garten schwirren, in dem der mit erotischer Restspannung bedachte Partner die Rosen schneidet.

Rein biologisch allerdings charakterisiert das Alter der unfrohe Umstand, dass der Körper seine Haltbarkeitsgrenze passiert hat, dass Synapsen ins Leere greifen und Schließmuskel schon mal alle Fünfe grade sein lassen. Da findet sich dann nur noch die rumänische Pflegekraft ein und für den Sepiaton sorgt die Hornhauttrübung.

Spätestens mit hundert Jahren, aber meist schon deutlich früher, fällt der ganze Apparat auseinander. Das haben die Gene so eingerichtet, und zwar damit nicht ein Haufen Rentner die Fußgängerzonen verstopfen, das Mittelmeer übervölkern und die Evolution behindern. Ohne die programmierte Ablauffrist wäre der Rentner nämlich nie entstanden, sondern ewig Einzeller geblieben – ein unsterbliches Hauspantoffeltierchen.

Für die ambivalenten Rahmenbedingungen unseres Daseins können Ärzte auch nichts. Der Medizin das Alter vorzuhalten, wäre ungefähr so, als würde man einem Koch vorwerfen, dass sein Essen einen satt gemacht habe. Daher kann man bei den sogenannten Altersleiden auch kaum von Krankheiten sprechen, eher von Kollateralschäden zivilisatorischer Errungenschaften, von Leiden auf hohem Niveau.

Noch vor gut hundert Jahren musste Alois Alzheimer die Krankheit seines Namens mühsam entdecken, weil kaum jemand alt genug wurde für den Nerven-Kehraus. Ähnliches gilt für diverse Krebsarten, Gefäßleiden oder die Midlife-Crisis: gewissermaßen Luxusprobleme – wenn auch ziemlich große.

So wird sich in den kommenden vierzig Jahren die Zahl der Demenzkranken auf gut 2,2 Millionen verdoppeln, und zwar nicht etwa weil Blödheit ansteckend wäre, sondern weil es immer mehr Alte geben wird und Altsein, neben verstiegenen neuropathologischen Prozessen, die keine Sau versteht, eine ziemlich wesentliche Ursache für den Gedächtnisverlust darstellt: Vor dem siebzigsten Lebensjahr tritt die Krankheit glücklicherweise nur selten auf. Von den 85-Jährigen ist aber bereits jeder Fünfte betroffen und von den über Neunzigjährigen mehr als ein Drittel. Die Wahrscheinlichkeit, dement zu werden, liegt bei derzeitiger Lebenserwartung für Männer bei dreißig, für Frauen bei fünfzig Prozent. Da kommt man ins Grübeln – so lange es noch geht.

Ähnlich schlecht auf Silver-Aging eingerichtet wie das Gehirn sind die Nieren. Die waschen bekanntlich Tag und Nacht das Blut, treu, ergeben und diskret. Aber mit achtzig liegt die Filterleistung des Paarorgans durchschnittlich nur noch bei dreißig Prozent. Dem zunehmenden Altersdurchschnitt folgend, ist die Zahl der Patienten mit chronischem Nierenversagen in Deutschland in nur fünfzehn Jahren um mehr als fünfzig Prozent gestiegen, von 60 000 auf über 90 000.

Daher gewinnt das Thema Nierenspende auch an Bedeutung. Würden endlich mehr Menschen einen Organspendeausweis mit sich tragen, wäre man der Lösung dieses Problems einen Schritt näher. Wie gesagt: nur einen Schritt. Die Ausweisträger müssten – nun ja – halt irgendwie auch mal spenden, bei Gelegenheit ... Würden sie hingegen auch immer älter, gilbte das segensreiche Papier bloß zwischen den Payback-Karten rum, die auch nie eingelöst wurden.

Außerdem wäre es vielleicht auch ratsam, im Organspenderausweis auf die Überalterung der Ersatzteile hinzuweisen, etwa mit Anmerkungen wie: »Nieren, Baujahr 1930, für Bastler« oder »Leber mit optischen Mängeln und hoher Saufleistung«.

Handelt es sich bei der steigenden Lebenserwartung mittlerweile also um ein vitales Nullsummenspiel? Ist der, der später stirbt, bloß länger krank gewesen? Taugen Fitness, Diät und Gesundheitsvorsorge nur dazu, sich statt der einen eine andere Kugel zu fangen?

Nein, sagen Demographen vom Max-Planck-Institut in Rostock und argumentieren mit der bestechenden Logik von Naturwissenschaftlern: Wenn es so wäre, dann wäre es so. Soll heißen: Wäre die Altersgrenze des Menschen tatsächlich erreicht, würden nicht immer mehr Menschen immer älter werden. Das Ende bleibe zwar unkommod, aber die Zeit davor werde länger und besser.

Tatsächlich sind die heute 60- bis 70-Jährigen besser in Schuss als ihre Väter und Großväter in diesem Alter – geschweige denn heute. Das Alter im biologischen Sinne habe sich verschoben, glauben viele Experten: 70-Jährige seien heute hochaktiv – sportlich, sozial und sexuell, was aber vermutlich noch niemand gewagt hat, so richtig zu überprüfen.

Dementsprechend seien sechzig die neuen fünfzig, also ein Alter, in dem man noch mal neue Perspektiven ausleuchtet, mit einer Rockband auf Tour geht oder von Erdbeerbowle auf Heroin umsteigt.

Interessanterweise wirkt sich dieser Trend auch auf die Jungen und Nicht-mehr-ganz-Jungen aus: In gewissen Biotopen, etwa um den Berliner Helmholtzplatz, wird dem demographischen Wandel ja einmal konventionell durch Fortpflanzung die Stirn geboten, aber auch soziokulturell per Infantilisierung getrotzt. Zumindest weisen Limonadenkonsum und der Absatz von »Die drei ???«-Originalhörspielkassetten im Prenzlauer Berg darauf hin.

Allerdings sind Dreißigjährige aus Abgrenzungsbedürfnissen heute auch genötigt, Kinderhörspielen zu lauschen und in Szenekneipen Tischtennisrundlauf zu spielen, da ihre Eltern bei »Rock am Ring« stoned durch den Matsch vögeln.

Die Medizin hat den Menschen also zweifelsohne weit gebracht, hat ihn zu einem Kulturwesen gemacht, das sich der Natur zu widersetzen vermag, ihr nur leider nicht entkommt. Wem danach der Sinn steht, der sollte es vielleicht doch weiter mit Weltreligionen oder Dieter Nuhr versuchen. Medizinjünger können sich indes auf schöne Bonusjahre freuen. Allzu sturm-und-drangartig sollte man sich die aber vielleicht doch nicht vorstellen. Mögen die Alten heute jünger wirken als früher – sie bleiben immer noch älter als die Jungen. Mit den aus diesem Gefälle resultierenden Demütigungen ist also weiter zu rechnen: Angesiezt werden beim E-Gitarren-Kauf, angeschrien werden beim Handykauf, ignoriert werden trotz Porsche-Kaufs. Torheit schützt nun mal vor Alter nicht.

Wichtige Info: Die gewonnene Lebenszeit wird *hinten* angehängt. Es verhält sich üblicherweise also nicht so, dass es zum Dank für all die Askese noch mal zehn Jahre auf Interrail-Tour ginge oder noch mal mit den Kindern in den Urlaub oder endlos mit Bolgheri-saufenden Freunden auf die Veranda. Gegen Vergänglichkeit ist selbst die Medizin machtlos: Man kann halt nicht immer siebzig sein.

### *Sichere Zeichen dafür, dass Sie so langsam zum Alteisen gehören:*

- Achtzigjährige stehen im Bus für Sie auf.
- Sie halten das Internet für eine Spionage-Serie mit Heinz Drache und Eddi Arent.
- In Ihren Sexphantasien kommen keine noch lebenden Personen vor.
- Sie müssen ständig auf Beerdigungen, zuletzt auf die von Ihrem Rententräger.
- Ihre Nase wird zum Biosphärenreservat für geschützte Arten erklärt.
- Sie vergessen, sich daran zu erinnern, was Sie sich unbedingt merken wollten.
- Ihr Hausarzt überweist Sie zum Spezialisten – einem Anthropologen.

### *Bonus-Info: Lebenserwartung*

Der Begriff ist etwas irreführend: Gemeint ist nicht die Erwartung, die man ans Leben haben könnte, sondern die durchschnittliche, nackte Überlebenszeit zu einem bestimmten Zeitpunkt. Bei Männern beträgt diese in Deutschland derzeit 77 Jahre, bei Frauen fast 83, was zu erwarten war: Frauen gehen öfter zum Arzt, trinken nicht so viel Alkohol und tendieren weniger zu sportlichem Überholen auf regennasser Fahrbahn. Sie sind aber auch genetisch bevorzugt, denn sie haben ein doppeltes Geschlechtschromosom (XX) und damit eins in Reserve, Männer (XY) nicht. Schleichen sich altersbedingt Fehler im Erbgut ein, können reife Damen damit den Schaden ausgleichen, was auch als Doppelentlastung von Frauen bezeichnet wird.

Neben dem Geschlecht hängt die Lebenserwartung wesentlich vom Sozialstatus ab. Reiche werden im Schnitt zehn Jahre älter als Arme – sofern sie immer schön die Autotüren verriegeln, nicht noch mal jung heiraten und Distanz halten von übermotivierten Erbengemeinschaften.

In jedem Fall limitierend für die Lebensspanne sind zellbiologische Vorgänge: Reaktive Stoffwechselprodukte und Zellmüll werden immer schlechter abgebaut, häufen sich also in steigendem Maße an – proportional zu alten Zeitungen, Katzenfutter und »vergessenen« Haustieren im äußeren Milieu des Organismus.

Interessant auch die Energie-Hypothese: Aus dem Tierreich ist bekannt, dass Organismen umso länger leben, je weniger Energie im Verhältnis zur Körpermasse sie verbrauchen. Die Galapagos-Schildkröte zum Beispiel wiegt bis zu 400 Kilogramm, keimt nur am Strand ab und wird deshalb 130 Jahre alt – erlebt vermutlich aber auch nicht allzu viel, was sie ihren Ur-Enkeln erzählen müsste.

*KAPITEL 2*

# Einer für alle, alle fürs Alter

## *Ein gesunder Lebensstil schont Herz, Gefäße und Solidargemeinschaft*

»Cento anni« prostet man sich in Italien zu. Soll heißen: Hundert Jahre möge der Bedachte werden – denn ein langes Leben ist ein gutes Leben. Das sieht der hiesige Durchschnittskonsument üblicherweise ähnlich. Den sauer verdienten geruhsamen Lebensabend gilt es möglichst lange auszukosten. Fit muss man bleiben, um alle Verheißungen des Alters mitzunehmen: Aquarellkurse in der Toskana, Kreuzfahrten über alle Weltmeere, inklusive anregender Gespräche am Kapitänstisch (Damenwahl) beziehungsweise den definitiven Heldentod »in den Armen einer schönen Frau« (Herrengedeck).

So reizvoll das klingt, nicht jedem kann es vergönnt sein. Kreuzfahrten sind teuer, Italien nicht barrierefrei und Bordellkapazitäten dem demographischen Wandel kaum gewachsen. Manch einer mag daher zeitnahe Verlustierungen vorziehen und jeden Tag so leben, als sei es der letzte. Immerhin kommt es dann auf die Länge auch nicht ganz so an. Klar, James Dean hat es reichlich früh erwischt. Doch sein letzter Gedanke war immerhin: »Krasser Porsche!« Den Spaß konnte ihm keiner mehr nehmen.

Angenommen, eine geistig gesunde, reife, mit sich und der Welt im Reinen befindliche Person würde denken: »Boah, Burger mit extra Käse und großer Pommes: So geil, das zieh ich mir nur noch rein. Und jeden Tag rauche ich Hanfprodukte und sauf ’ne Kiste Bier, denn so richtig breit macht die körperlich inaktive und geistig abstumpfende World-of-Warcraft-Session einfach mehr Spaß. Sollte ich dafür zehn Jahre eher die Biege machen – Hand drauf, fairer Deal«, so spräche eigentlich nichts dagegen, sie es ebenso halten zu lassen. Doch ganz so einfach ist es natürlich nicht.

Weiß die Person überhaupt, wovon sie spricht? Zehn Jahre eher als wann? Oder wer? Und wie viele Jahre ließen sich eventuell rausschlagen, wenn man sich den Käse verkniffe?

Statistiken verwirren und trügen leicht. Wissenschaftler erstellen sie, indem sie Ereignisse zählen, und zwar so lange, bis sie annehmen, eine gewisse Systematik erkannt zu haben: Herzinfarkte treten häufiger bei Rauchern auf, Grippe in der kalten Jahreszeit und Herpes immer dann, wenn ausnahmsweise mal ein heißes Date ansteht.

Rein statistisch blühen unserem Beispielfall also circa tausend Tode: Herzinfarkt, Lungenkrebs, Schlaganfall … Hier hat die Realität aber bereits ein Korrektiv eingebaut: Unabhängig vom jeweiligen Risikoprofil, hält sie für jeden immer nur eine Todesursache parat.

Deswegen müssen Epidemiologen für Mortalitätsstatistiken die Abgangsumstände vieler Menschen zählen. Das, was dabei am häufigsten gemeinsam mit beispielsweise einem bestimmten Lebensstil auffällt, blüht laut Wahrscheinlichkeit auch jenen, die ähnliche Angewohnheiten pflegen: Kennt man alle, kennt man einen. Was lässt sich also unserem Probanden prognostizieren als Folge seiner hedonistisch verklärten Abhängerei?

Eigentlich gar nichts. Unter Umständen führt er ein langes, durch Hasch und Onlinegaming erfülltes Leben, weil er nicht an einem etwas zu vollkörnigen Vitalbrot ersticken muss oder sich nicht auf dem Weg zum Bio-Laden mit dem Liegerad recycelt.

Oder aber seine Halsgefäße sind mit vierzig schon so dicht wie der Youporn-Stream zur Büromittagspause und es reißt ihn sogar noch vorzeitiger von der Konsole. Das würde dann allerdings die Lebenserwartung aller anderen Risikokandidaten rechnerisch automatisch erhöhen. Die würden denken: »Siehste, alles halb so wild. Lass mal noch einen bauen.«

Im Prinzip müssten sich wirklich alle exakt an das rechnerische Mittel halten, um sichere Prognosen zu gewährleisten. Das kann man bei so einem undisziplinierten und zugedröhnten Haufen aber natürlich vergessen ...

Sicher sagen lässt sich nur Folgendes: Würden sich weitere 10 000 Abhänger finden, die zu fett und zu viel essen, rauchen, trinken und sich kaum bewegen, so kann man davon ausgehen, dass jährlich etwa zwanzig von ihnen einen Herzinfarkt erleiden, während aus einer Kontrollgruppe solcher, die maßvoll und ausgewogen essen, Sport treiben und sich auf Partys drei Stunden an einer Diät-Cola festhalten, dieses Schicksal nur fünf im Jahr ereilt.

Im Laufe der Jahre wird es in der Hänger-Gruppe also zusehends übersichtlicher werden, dennoch bleiben nicht wenige, für die es keinen Unterschied macht, wie sie mit ihrer Biomasse umgehen, zumal auch von den Bewusst-Essern manch einem die Pumpe stocken wird. So gesehen erscheint die eingangs genannte Haltung zumindest verständlich: Das erhöhte Krankheitsrisiko mag wie Kinderprogramm wirken gegen den ultimativen Horror, gesund gelebt zu haben und trotzdem krank geworden zu sein. Da mag man sich fühlen wie nach dem Kauf einer »todsicheren« Top-Immobilie im Oderbruch: Hätte ich meine Mittel doch wenigstens sinnlos verprasst.

Doch ganz so einfach ist es natürlich immer noch nicht. Denn Gesundheit geht im Sozialstaat alle an, vor allem die

Ärzte. Die müssen schließlich schon in jungen Jahren ständig nachts raus, weil dauernd Leute zu Unzeiten die Quittung für ihren laxen Lebenswandel erhalten. In der Notaufnahme machen sich erhöhte Erkrankungszahlen nicht mehr als theoretische Größe, sondern als konkrete Arbeitsbelastung bemerkbar.

Medizin kostet Zeit, Nerven und vor allem immer mehr Geld: In Deutschland zuletzt fast 294 Milliarden Euro im Jahr. Wenn man sich mal überlegt, wie viele Banken man damit retten könnte ... Fast verdoppelt haben sich die Gesundheitsausgaben in den letzten zwanzig Jahren. Und das, obwohl man Liegezeiten bereits gekürzt und sich mit der Entwicklung toller neuer Therapien schon ziemlich zurückgehalten hat in der letzten Zeit – sieht man mal von den bahnbrechenden Innovationen Viagra und Botox ab.

Es brauchen einfach zunehmend viele Menschen ärztliche Hilfe. Das könnte die Ärzte freuen, wenn auch Geld da wäre, um sie dafür zu bezahlen oder es noch den zahlreichen ambitionierten Nachwuchs gäbe, der traditionell umsonst mithalf. Doch damit sieht es schlecht aus, und deshalb bedeutet »mehr Arbeit« bloß mehr Arbeit, und zwar für immer weniger Top-Akademiker, die willens, fit und autoaggressiv genug sind, diese zu erledigen. Der Kollaps droht.

Dem will man vorbeugen – durch Vorbeugung: Würden die lieben Mitbürgerinnen und Mitbürger sich selber mehr um ihre Gesundheit scheren, ließe sich manches Leid vermeiden, könnte man medizinische und finanzielle Kapazitäten effizienter nutzen und vor allem pünktlich Feierabend machen.

Zumal die Zeiten ohnehin vorbei zu sein scheinen, in denen Assistenzärzte sich als Galeerenpersonal definierten. Mittlerweile wächst eine Generation von Medizinern heran, die selbstbewusst und konsumgestört genug ist, um sich nicht mehr über Gebührenordnung zu verausgaben. Die jungen Leute wünschen Freizeit, Work-Life-Balance und Bionade und kriegen alles. Noch vor wenigen Jahren hätten derartige Forderungen beim Chefarzt ähnliche Reaktionen hervorgerufen wie der Hinweis an einen osmanischen Türsteher, seine Mutter würde einen aber immer reinlassen. Doch mittlerweile werben Klinikbetreiber regelrecht mit flauschigen 30-Stundenwochen und so viel Chai-Latte-Lowcarb-Cookie-Dough, wie man will – denn es mangelt an Ärztenachwuchs. 12 000 offene Stellen warten darauf, kompetent und motiviert besetzt zu werden. Doch da können sie lange warten: In ländlichen Gegenden Ostdeutschlands gibt es mittlerweile weniger Mediziner als Media-Märkte.

Die zunehmend alten und kranken Patienten müssen also mit immer weniger Ärzten auskommen, die deswegen aber nicht mehr, sondern weniger arbeiten. Wer denkt, dass das funktionieren könnte, glaubt auch an selbstregulierende Märkte.

Die Lösung lautet: Privatisierung. Nicht etwa Kliniken privatisieren – das ist old school und funktioniert auch nur bei nach Ausbeutung schreiendem Ärzteüberschuss –, nein: Gesundheit wird Privatangelegenheit, quasi Bürgerpflicht! Jeder hat es zukünftig selbst zu verantworten, wie gesund er bleibt. Laufen, Hungern, Vorsorge: So geht Medizin 2.0. Sich auf gemeinnützige Institutionen zu verlassen, wenn einem erst mal die Herzkammer flimmert, ist nicht mehr zeitgemäß.

Die Amerikaner sind uns wie immer einen Schritt voraus. Gesundheitsfürsorge bedeutet dort: Stalinismus. Die freie Welt hingegen übt Verzicht, läuft im Gleichschritt und leistet bedingungslosen medizinischen Gehorsam. Abweichlern blühen Sanktionen. Ideen in diese Richtung gab es schon: Krebspatienten, die keine Vorsorgeuntersuchung wahrgenommen hätten, sollten gefälligst ordentlich zahlen – nur fair, wenn man in völliger Gedankenlosigkeit einfach schwerkrank wird.

Gescheitert ist die schöne Idee dann auch weniger an moralischen Bedenken als an juristischen Fußangeln: Zu vage erwies sich der Beweis dafür, dass die genannte Untersuchung den Krebs überhaupt verhindern kann, womit der Plan Gefahr lief, den Straftatbestand der Schutzgelderpressung zu erfüllen (»Wir bieten nur unsere Hilfe an. Der Tag mag nie kommen, aber schlimme Dinge passieren ...«).

Mittelfristig aber muss sich diese Haltung durchsetzen: Eigenverantwortung, Initiative. Die Kosten wachsen der Allgemeinheit sonst über die Leber und ins Nagelbett. Wobei es aus volkswirtschaftlicher Sicht nicht unbedingt runder laufen muss, wenn eine kerngesunde Seniorenschar nichts tut, außer jahrzehntelang Rente in mediterranen Gewässern oder thailändischen »Badehäusern« zu verjubeln. Aufgehen kann die Rechnung nur, wenn man dort nicht zum Vergnügen in den Whirlpool springt, sondern um zu arbeiten.

Das konkrete Beispiel mag ökonomisch anfechtbar sein, rhetorisch erweist es seinen Dienst. Denn Verschwörungstheorien besagen, dass Krankheitsprävention gar nicht darauf abzielt, das Rentnerdasein zu versüßen, sondern zu verkürzen. Stichwort: Rente mit 87. Fehlt der Nachwuchs, muss man länger ran.

Schlecht muss das nicht sein, auch wenn das Toskana-Dasein vermutlich flachfällt. Eine Aufgabe im Leben hält schließlich wach und agil, stiftet unter Umständen sogar Sinn und Freude. So läuft man nicht Gefahr, jeden Tag tatsächlich so zu leben wie vermutlich den letzten: in Agonie.

*KAPITEL 3*

# Renn um dein Leben

***Ausdauersport hält gesund ... man muss ihn bloß mögen und machen***

Dass Joggen guttut, wusste und propagierte schon mein Sportlehrer. »Dauerlauf« nannte der die Sache allerdings noch – »Wehrsportübung« wäre zutreffender gewesen: In primitivem Outfit ging es über ungesichertes Gelände tief in den Wald, und zwar so lange, bis auch dem hartgekochtesten Landei die Lunge unter Wasser stand. Die einzige Motivation, dabei nicht schlappzumachen, bestand in der Gewissheit, dass jene, die als Letzte, taumelnd und in Schnappatmung den Sportplatz wieder erreichen würden, öffentliche Demütigung erwartete. Etwa derart: »Da kommt endlich Tommy. Wenn der noch langsamer macht, kann ich ihm die Sechs erst im nächsten Schuljahr geben.« Die Botschaft des streitbaren Pädagogen war so sozialdarwinistisch wie unmissverständlich: »Quält euch, sonst machen andere das.«

Recht hatte er. Längst haben Wissenschaftler belegt, dass die Rennerei nicht nur dafür geeignet ist, junge Menschen zu brechen und Schulstunden totzuschlagen, sondern dass Ausdauersport auch hohen Blutdruck drosselt, die Knochen stählt und eine konsumgeplagte Energiebilanz zum Guten wendet. Wer also Ärzten und so demütigenden Maßnahmen wie einer salzarmen Diät möglichst fernbleiben möchte, der renne, so lange er kann. Es lohnt sich: Gut sechs Jahre Lebenszeit sollen bei regelmäßigem Ausdauersport herausspringen.

Das entspricht immerhin dem zeitlichen Gegenwert eines ausgedehnten Studiums oder von ein bis zwei verkorksten Beziehungen.

Seitdem sich diese Erkenntnis gewissermaßen lauffeuerartig in der Gesellschaft verbreitet, gibt es kein Anhalten mehr. An besonders exponierten Strecken wie der Hamburger Außenalster oder am Isarufer in München rennen derartig viele um ihr Leben, dass der Freizeitsport von einer gepflegten Massenpanik kaum noch zu unterscheiden ist.

Dabei treibt die allgemeine Mobilmachung aber kein kopfloser Fluchtreflex an, sondern völlig berechtigte Torschlusspanik. Ab dreißig beginnen viele Menschen zu verstehen und dann auch bald zu merken, dass das Leben einer Baufinanzierung gleicht: Je länger es dauert, desto mehr muss man reinstecken. Irgendwann muss Schluss sein mit der Chillerei, wenn man mit vierzig noch für 37 gehalten werden möchte.

Die Jugend lässt sich noch reuelos verschwenden. Der junge Organismus verfügt über genug Reserven, nicht nur um geistige und körperliche Spitzenleistungen zu vollbringen, sondern auch um deren Vollverweigerung halbwegs schadlos zu überstehen. Doch allzu lange darf man sich für seinen Körper nicht aufsparen. Wer nämlich dessen Bedürfnis, benutzt zu werden, allzu stoisch ignoriert, dem blüht ein dickes Ende.

Denn Bewegung ist ein archaisches Bedürfnis, ein Ausdruck urmenschlichen Wesens, geprägt durch die notorisch widrigen Umstände grauer Vorzeit. Die weitsichtige Entscheidung unserer Vorfahren, von den Bäumen zu klettern, führte nämlich zunächst einmal dazu, dass sie nur noch am Rennen waren – entweder um vor hungrigen Großkatzen Reißaus zu nehmen oder um selbst was Essbares aufzutreiben. Dreißig Kilometer Dienstgang beim Jagen und Sammeln galten als normales Tagespensum – zumindest wenn man erfolgreich nach Hause kommen, satt werden und danach gemütlich seine Gene vervielfältigen wollte.

Auf eben diese Weise wurde eine gute Läuferkonstitution selektiv weitervererbt: ausdauernder Kreislauf, lange Muskeln, sparsamer Stoffwechsel – ausgestattet mit diesen Extras weist der menschliche Körper bis heute eine hohe Laufleistung auf. Doch die wird kaum noch genutzt. Dank Zivilisation und Fortschritt braucht man sich heute fürs Happy Meal zwar nicht mal mehr aus dem Auto zu winden und kann das Jagen, Sammeln und Plündern bequem und virtuell vom Homeoffice aus erledigen; doch das Fleisch ist bekanntlich zu träge, um davon in gerade mal zwei Jahrhunderten Industriezeitalter etwas mitbekommen zu haben – es braucht Action, freie Wild- oder zumindest Aschenbahn.

Regelmäßiger Ausdauersport kann also nur ärztlichst empfohlen werden. Joggen senkt Blutdruck, Blutzucker und Benzinkosten allein durch die Macht der körperlichen Gewohnheit. Die sollte nicht abhandenkommen: Machen ist bekanntlich immer noch die beste Medizin.

Zugegeben: Etwas übertrieben scheint es, der sachgerechten Nutzung des Körpers quasi therapeutischen Wert zuzuschreiben. Bewegung ist etwa genauso »gesund« wie Atmen oder Pinkeln: Unterlässt man es zu lange, stirbt man vorzeitig. Gegen Pest, Krebs oder Nesselsucht hilft hingegen nichts davon.

Wunder darf man also nicht erwarten, schon gar nicht sofort, dafür aber das beruhigende Gefühl der günstigen Einflussnahme. Wessen Schritte erstmals über Sport- oder Grünanlage federn, der weiß sich sofort auf dem richtigen Weg, spürt neues, schönes Leben durch seine Adern pulsen – und verteilt nicht selten nach 400 Metern sein Frühstück in die Rabatten. Da heißt es dann Mund abputzen, nicht aufgeben und sich darüber freuen, schon beim ersten Training 500 Kalorien verloren zu haben.

Jedem Anfang wohnt ja ein gewisses Zaudern inne. Die frühe Läuferkarriere bildet da keine Ausnahme: Reicht die Kondition nur zum Zigarettenholen, ist es um die Motivation meist auch nicht gut bestellt. Üblicherweise verhält es sich ja eher nicht so, dass man kann, was man nur will, sondern genau umgekehrt: Man will nur machen, was man kann. Alles andere kostet viel Mühe, bringt wenig Spaß und bedarf intensiven Ansporns.

Oder professioneller Anleitung: Heutzutage muss niemand mehr sich selbst überlassen und hochrot verfärbt durch den Stadtpark taumeln und dabei Kleinkinder verstören. (»Mami, was hat der Mann?« – »Komm her, der ist besoffen.«) Fachliteratur und Personaltrainer dienen das nötige Halbwissen gerne an, das es braucht, um richtig auf Trab zu kommen. Eine Grundregel lautet: nur so schnell laufen, dass man dabei noch gut atmen kann. Eine weitere: Flüssigkeitszufuhr während des Trainings nicht vergessen – nur nicht so viel, dass man laufend pinkeln muss. Spezielle Trainingsprogramme steigern das Pensum über Wochen wortwörtlich schrittweise, bis einen irgendwann keine Kontinentalplatte mehr überholt.

Wem das zu lange dauert oder wer – verkorkst und traumatisiert durch rüde Sportpädagogen – jede Selbstfürsorge für dekadent hält, kann alternativ auch weniger langwierige Trainingspläne fassen, etwa diesen: Beweg deinen lahmen Arsch, du Wanderhure (Travelpussy)! Kann auch funktionieren. Denn mit Sport verhält es sich ähnlich wie mit Sex: Man muss es irgendwann einfach mal machen, auch wenn's keinen Spaß macht. Für beide Disziplinen gilt: Falscher Ehrgeiz schadet immer noch weniger als gar keiner.

Doch Vorsicht: nicht überlasten. Kennen Kreislauf und Bewegungsapparat lediglich den Weg vom Rechner zum

Kühlschrank und zurück, müssen sie behutsam in die weite Welt der städtischen Grünanlage entlassen werden. Skistöcker zehn Minuten lang Gassi führen, ist ein Anfang. Wer Restmotorik nominell zu Sport erklärt, beflügelt Motivation, Selbstwertgefühl und vor allem den Absatz von Sportausrüstungen; Muskulatur und Kreislauforgane holt das auf Dauer allerdings kaum aus der Wohlstandsflaute. Denen bringt das Training mehr, wenn man danach am Stock geht und nicht schon währenddessen.

Dass der Trainingsaspirant sich gleich ein Sportlerherz einhandelt, wenn er ein paar Runden dreht, ist ohnehin nur so wahrscheinlich wie die Gefahr, Reiner Calmund könnte durch eine dreiwöchige Diät in die Magersucht rutschen. Die unbequeme Wahrheit lautet: Je nötiger man Bewegung hat, desto unangenehmer wird sie. Die These, dass Atemnot oder Knieschmerzen dem Sport anzulasten wären und nicht gerade seiner jahrelangen Verweigerung, folgt in etwa der verbreiteten Trinkerlogik, man habe kein Problem mit Alkohol, sondern nur ohne.

Die gute Nachricht: Eine sport- oder gar intensivmedizinische Rundumbetreuung braucht es normalerweise nicht. Laktatwerte spielen vielleicht beim Apnoetauchen eine gewisse Rolle, auf Wald- oder Parkwegen hingegen herrschen im Allgemeinen ausreichend aerobe Bedingungen. Allerdings warnen Mediziner immer wieder, dass bereits bestehende Schäden an Herz oder Gefäßsystem bei plötzlicher sportlicher Aktivität die gewünschten Trainingsziele akut konterkarieren könnten. Wessen letzte Joggingrunde so lange zurückliegt, dass sie noch Dauerlauf hieß, der suche also sicherheitshalber vor dem nächsten Versuch einen Arzt auf. Das gilt ohne jeden Verzug unbedingt auch für denjenigen, der beim Training auf einmal das Gefühl hat, durch einen langen Tunnel auf ein weißes Licht zuzulaufen.

Unterschätzen darf der Neusportler außerdem nicht die Verletzungsgefahr. Seine Knochen und Muskeln befinden sich schließlich im Zustand der Abwicklung, die Sehnen reifen bereits ab dreißig zur Sollbruchstelle. Da kann es schon mal zwicken. Findige Massenmedien legen die Risiken des Ausdauerlaufens in seiner ganzen medizinischen Relevanz schonungslos offen: »Achtzig Prozent« aller Läufer seien »einmal im Jahr« verletzt, weil sie »falsch« trainierten. Sie machten zu große Schritte, liefen dadurch »zu schnell« oder erlitten Schmerzen, etwa durch das »Schienbeinkantensyndrom«, ein Krankheitsbild, dessen Erstbeschreibung der *Stern* mit einigem Recht für sich beanspruchen darf.

Die denkbaren volkswirtschaftlichen Konsequenzen und die individuellen Leidensschicksale, die hinter diesen kalten epidemiologischen Zahlen stecken, sollen hier nicht abgetan werden. Insgesamt lässt sich aber doch feststellen, dass Ausdauerlauf auf der Hitliste der Risikosportarten eher im unteren Bereich rangiert, knapp über Schach und Wassertreten. So lange man sich nicht verläuft und immer schön einen Fuß vor den anderen setzt, kann allzu Schlimmes kaum passieren. Zehn Minuten Stretching für dreißig Minuten gemächliches Laufen dehnen daher auch bloß die trainingsfreie Zeit aus. Zerrungen drohen bei einer moderaten und gleichförmigen Bewegung wie dem Laufen eigentlich nicht. Eher zerrt man sich bei hastigem Biertrinken die Schulterpartie – vor allem natürlich, wenn man nicht richtig vorgeglüht hat.

Zu einem erfolgreichen Laufprogramm gehört aber auf jeden Fall die korrekte Nährstoffzufuhr: Kohlenhydrate stellen Zucker für die Muskulatur bereit, Proteine liefern essentielle Bausteine für die Regeneration. Beides findet sich in Magerquark, frischem Obst oder Haferflocken mit Milch. Sollte all das nicht zur Hand sein, tun es auch Schwarzwälderkirschtorte oder Currywurst mit Pommes – damit gibt es sogar eine Extraportion wertvoller Eiweiße und Kohlenhydrate.

Ein Zuviel an wichtigen Nährstoffen vereitelt allerdings leicht die gewünschte Kalorienverbrennung, zumal es um diese ohnehin bescheiden steht: Entspanntes, lockeres Joggen verbraucht gerade mal fünfmal so viel Energie wie noch entspannteres, stumpfes Rumsitzen. Das heißt: Wer mit Sport abnehmen möchte, muss viel tun, vor allem das Essen weitgehend unterlassen. Es bedeutet aber auch: Wer keine Lust hat, zwecks Fettverbrennung eine Stunde durch das Unterholz zu hetzen, kann alternativ auch einfach fünf Stunden fernsehen und sich die Hast verkneifen.

Nicht sparen sollten Freizeitsportler hingegen am richtigen Equipment. Ganz wichtig: Hemd und Hose. Bei Männern sollten alle Keimdrüsen vollständig verhüllt und fixiert sein. Für Frauen gilt, je nach Alter und Konstitution, unbedingt einen Sport-BH tragen oder eben gar keinen.

Notfallkapseln mit isotonischem Rettungsgetränk, unappetitlich aerodynamische Kompressionsbodys und GPS-getrackte Pulsmonitore leisten wertvolle Dienste, wenn man allein von Paris nach Dakar unterwegs ist; im Stadtpark braucht es nicht zwingend eine Ausrüstung, die selbst fürs Apolloprogramm zu teuer gewesen wäre – oder zu peinlich.

Schuhe sind ein Thema, an dem sich die Geister derzeit scheiden. Vor einigen Jahren noch stellten sich dem Hobbyläufer beim Schuhkauf Anforderungen wie bei der orthopädischen Facharztprüfung: Ob man beim Laufen eher pronieren oder supinieren würde, wie der Torsionswinkel sei und so weiter. Mit den biomechanischen Details stand und fiel die korrekte Schuhwahl. Denn die biomorph verschalten und mit verschiedenen Dämpfern, Stützen, Crash-Pads und Heel-Clutching-Systemen bis zur Unkenntlichkeit entstellten Modelle würden »individuelle Schwachpunkte der Fußstatik« stützen und so vor Verletzungen schützen. Wer nicht leiden wolle, müsse auf Schönheit verzichten können und die Hüpfburgen tragen, so die herrschende Meinung.

Mittlerweile aber gibt es wissenschaftliche Hinweise darauf, dass das groteske Schuhwerk Verschleiß und Verletzungen sogar begünstigt, weil Gelenke und Sehnen denken, sie seien im Ikea-Kinderparadies und nicht auf der Piste. Trendsetter laufen daher barfuß. Das soll in Ermangelung technischen Schnickschnacks ersatzweise was mit natürlich gesteigertem Bewusstsein zu tun haben – vermutlich dem, dass ein Schritt immer erst auf den vorigen folgt.

Wem das zu esoterisch ist, dem kann moderne Kommunikationstechnik helfen. Trainings-Apps sollen Anreize setzen. Doch ähnlich wie bei »Pimp my Besetztzeichen« oder »Papierfliegeranleitung« nutzt sich der Spaß daran schnell ab. Der soll nämlich darin bestehen, beim Laufen von einer »sexy Stimme« bequatscht zu werden, und zwar über langweiliges Zeug wie Durchschnittsgeschwindigkeit, Höhendifferenz und den relativen Bainbridge-Reflex-korrigierten Herzfrequenzanstieg pro Streckenkilometer. Kann aber auch ablenken. Letztendlich hilft nur machen und sich die Sache schönlaufen. Dafür sollen ja irgendwelche Endorphine sorgen, die beim Rennen vom Organismus ausgestoßen werden. Diese Belohnstoffe sind dem Gehirn für den Eigenbedarf erlaubt, denn sie verursachen eine milde Euphorie bei Handlungen, die evolutionär irgendwie sinnvoll sind, wie Essen oder Spaß haben.

Und Spaß machen sollte es: Damit nämlich die gesundheitsförderlichen Effekte des Ausdauersports sich in den verheißenen sechs Lebensjahren niederschlagen, muss man immerhin auch ein volles halbes Jahr auf der Piste verbracht haben. Zieht man vom Bruttogewinn die tägliche Schlafens-, Essens- und Arbeitszeit ab, geht also gut die Hälfte des gewonnenen Daseins für das erforderliche Pensum drauf. Laufzeit ist

Lebenszeit. Diesen Satz gilt es in beide Richtungen gründlich zu durchdenken. Wer nämlich keine Erfüllung darin findet, zwei bis dreimal die Woche stundenlang durch die Gegend zu hecheln, Radfahrern auszuweichen und »spielenden« Hunden zu entkommen, der wird am Ende bloß sechs Jahre lang bereuen, sich nicht mehr gehen gelassen zu haben. Wessen Ziel hingegen der Weg ist, der möge laufen und finden.

***So laufen Sie richtig:***

- Heben Sie bei aufrechtem Oberkörper ein Bein Ihrer Wahl und führen Sie es in die gewünschte Zielrichtung. Achten Sie darauf, dass der Oberkörper dabei orthograd zur Laufebene steht. Ist dies nicht der Fall, stehen Sie wieder auf und wiederholen Sie Schritt 1.
- Synchron mit der Schwungphase des einen Beins erfolgt die Abdruckphase des anderen, worauf das Paradigma bilateral alterniert und sich eine oszillierende Periodik einstellt. Achten Sie darauf, dass der Ablauf stets dynamisch, fließend und natürlich erfolgt. Sollten Sie es anders hinkriegen, melden Sie sich beim chinesischen Staatszirkus an.
- Vergessen Sie nicht, während des Laufens gleichmäßig zu atmen. Vergewissern Sie sich außerdem, dass alle inneren Organe weiter arbeiten. Nur so können Muskulatur und Stoffwechsel in den nötigen Einklang kommen, um Ihre Vitalität zu fördern.
- Die optimale Pulsfrequenz beim Training berechnen Sie, indem Sie von 220 Ihr Lebensalter abziehen, die Differenz durch 100 teilen und mit 70 multiplizieren. Eindeutig zu niedrig ist die Belastung, so lange sie das laufend noch ausrechnen können. Eindeutig zu hoch ist sie, wenn Sie 220 sind und noch Puls haben.

KAPITEL 4

# Stahlharte Hengste

*Kraftsport tut gut, wenn die Motivation stimmt*

Laufen, so gesund es auch sein mag, ist nicht jedermanns Sache: »Zu monoton, zu einseitig, zu wenige spontane Sexualkontakte«, lauten häufige Einwände. Zum Glück eignet sich aber noch manches mehr aus der olympischen Vielfalt sportlicher Disziplinen, um dem Körper Gutes zu tun. Ballsportarten, Segel- oder Wintersport fördern Kraft, Ausdauer und Geschick auf abwechslungsreiche Weise und bieten außerdem viel Gelegenheit zu zwangloser Geselligkeit.

Doch obliegt dem bunten Treiben aus ärztlich-fürsorglicher Sicht eine gewisse Brisanz. Zu variabel und plötzlich wirken bei vielen Spiel- und Spaßsportarten physikalische Kräfte, als dass ihre Effekte pauschal zu bewerten und vor allem jedem zu empfehlen wären: So mancher Altherren-Fußballer hat schon per ambitionierter Blutgrätsche seine oder anderer Kniegelenke zu Grabe getragen und Freeclimbing oder Ski Alpin sind ungefähr so gesund wie Schweinegrippe: Macht den Körper fit, falls man es heil übersteht.

Eine saubere und sichere Angelegenheit hingegen ist Gerätetraining. Kraftmaschinen erlauben den gezielten Aufbau bestimmter Muskelgruppen unter kontrollierten Bedingungen – ganz wie es sich bewährt hat an professionellen Leistungszentren und traditionell im Strafvollzug. Individuelle Trainingsziele können auf diese Weise definiert und persönliche Schwachstellen behoben werden. Dabei lässt sich der Körper völlig neu entdecken und erfahren. Wer schon immer mal wissen wollte, was der Musculus pronator teres so treibt oder wo die Pars clavicularis des Deltamuskels ansetzt, kann das beim Kraftsport nachhaltig erspüren.

Muskelaufbau festigt aber nicht nur die Persönlichkeit, sondern hält ganz allgemein auch gesund: Blutzucker und Körperfettanteil sinken, was Diabetes und Gefäßverkalkung vorbeugt, sofern man dem mit Blutzuckersenkung verbundenen Heißhungergefühl nicht wie gewohnt nachkommt.

Dadurch, dass Geräte die Bewegungen störungsfrei führen und Gewichte es ermöglichen, Trainingsreize beliebig zu wählen und zu steigern, sind negative Effekte bei korrektem Übungsablauf nahezu auszuschließen. Einzige Schattenseite des effizienten Hightech-Sports: tödliche Langeweile.

Eine nächtliche Inventur im Flügelschraubenlager könnte nicht stumpfsinniger sein als das akkordartige Abarbeiten isolierter Muskelkontraktionen nach Dezimalsystem. Eine Freizeitbeschäftigung wie aus der Vorhölle, deren sinnliches Erlebnis in wechselnden Schmerzqualitäten und -lokalisationen besteht. Ein Opferritual, das allem Diesseitigen entsagt, damit ganz dem hehren, fernen Ideal gedient und genügt werde.

Um von dieser Lebensferne ein wenig abzulenken, setzen viele Studios auf Wohlfühlambiente nebst einschlägigen Berieselungsoptionen wie Solarium, Sauna oder Saftbar, was nebenbei Gelegenheit bietet, auch die Mitgliedsbeiträge aufzupumpen. Andere Anbieter hingegen versuchen das mentale Nirwana mit Sozialgruppenzugehörigkeitsgefühl zu füllen, etwa dem, zum erlauchten Kreis steroidabhängiger Technoveteranen aus dem Geringverdienersegment zu gehören. Wieder andere locken mit höheren Werten wie Wissenschaft, Weisheit, Wunderheilkunde – meist allem zusammen.

Im Folgenden sollen persönliche Undercover-Recherchen davon zeugen, wie gut die Kompensation fehlender Fitness-Echtzeit-Attraktivität durch solche Strategien gelingt. Können ein ansprechendes Umfeld und nette Sozialkontakte die Schinderei am Ende gar mit Spaß erfüllen?

### *Der Edel-Fitnessclub*

Schon der Eingangsbereich macht Lust auf mehr. Relaxte Atmosphäre, lobbyartiges Ambiente und Wohlfühl-Weiblichkeit. Die vollausdefinierte Empfangskraft strahlt weiten Auges und findet es »super«, dass man da sei. Wie im Rausch erteile ich die Einzugsermächtigung, da schiebt ihre warme Hand auch schon den Spindschlüssel über die glatte, harte Nussholztheke. Schnell rauf, in was Bequemes geschlüpft.

Auch im Spa-Bereich wurde nicht gespart: Chrom, Marmor, Regenwaldatmo über dezent drapierte Bose-Speaker. Doch Zeit zum Verweilen ist nicht, weil Geld, denn im Trainings-Loft wartet schon mein Personal Coach, namentlich »der Andi«, um den »individuellen Work-out-Plan« zu erstellen.

Das Trainingsareal gleicht einem Yachtclub auf Barbados. Sonnenlicht fällt durch riesige Fenster auf blitzsaubere Geräte. Teppichboden dämpft jede Geräuschentwicklung auf Cocktailbar-Niveau. Zierpflanzen korrigieren dezent, aber effektiv drohende Turnhallenatmosphäre in ein Gefühl von Urlaub auf der Raffaelo-Insel: Alles leicht, freundlich und schön. Da kommt auch schon der Andi: »Servus. Ich bin der Andi. Super, dass du da bist.«

Er ist genauso nett wie alle hier, erschreckend durchtrainiert und ganz offensichtlich ein »guter Tänzer«, also ein »sensibler Zuhörer«, ein »poritzenepilierter Ehrenbürger der Stadt Bückeburg« eben. Zumindest deuten die Boygroup-

Strähnchen und das zwischen Radlerhose und Bauchfrei-Leibchen exponierte Steißtattoo dringend darauf hin.

Nicht, dass ich damit ein Problem hätte: Einige meiner besten Freunde kennen welche, die schon mal mit Schwulen auf einer Party gewesen sein sollen. Außerdem stimmen diese ganzen Rollenbilder sowieso nicht mehr: Hetero, Homo, Thomas Anders – das ist so was von Eighties. Der ehemals heterosexuelle, weiße Aggressor ist heute metrosexuell, achselrasiert und kann Chabrol von Chablis unterscheiden. Die Schwulen wiederum heiraten neuerdings alles, was im Stadtpark nicht bei drei hinterm Rhododendron weg ist. Die Konturen verschwimmen.

Was allerdings nicht fürs Körperrelief gelten dürfe, wie Andi deutlich macht: Immer schön isotonisch belasten solle ich Beuger und Strecker, submaximal mit schnellen Wiederholungen. Schon nach der Einführungsrunde fühle ich mich total ausgelaugt und irgendwie aufs Körperliche reduziert. Das liegt einmal an meinem desolaten Trainingszustand, zum anderen aber auch an Andis plüschen Dackelblicken und meinem Dasein als sexuelle Minderheit.

Denn auch sonst herrscht auf dem Trainingsparcours ein Treiben wie am Strand von Mykonos: Diverse »gutriechende Junggesellen« scharwenzeln und tänzeln neckend und checkend umeinander, derweil sie sich abwechselnd ins Sportgerät hängen, um unter begehrlichen Blicken ihre »Schokoladenseite« zu präsentieren.

Da gilt es für mich möglichst unbemerkt und unerkannt zu bleiben. Ganz offensichtlich stellen Heterosexuelle an einem Vormittag im Edel-Fitnessclub eines der letzten gesellschaftlichen Tabus dar. Rein statistisch ist nur einer von vierzig Männern schwul. Wieso geht es dann hier, unter gut verdienenden Kreativen mit Hang zur Selbstdarstellung, zu wie beim Village-People-Casting?

Sich als »Hete« zu outen hätte vermutlich massive Ausgrenzung zur Folge – vor allem seitens der hochattraktiven Frauen, die herkommen, um in Ruhe und in hautengen Bodys trainieren zu können. Das verrät mir Conny, die Spitzenkraft vom Empfang, vertrauensvoll bei einer wohlverdienten Pause an der Protein-Bar. Dass ich mich mit »dem Andi« »super verstehen« würde, habe sie übrigens gleich gemerkt, wie sie augenzwinkernd noch zu bemerken müssen meint. Ich sage nichts und stürze meinen Drink herunter, der aussieht wie Schoko, schmeckt wie laktosefreier Magerquark und satt macht wie Rigips.

Auf das »Römische Dampfbad« verzichte ich, da ich dort allzu intensive Begegnungen der »dritten Art« erwarte. Ein vorurteilsbedingter Fehlschluss, wie sich zeigt, denn ich treffe alle »Eurovision Song Contest-Experten« von vorhin unter der Dusche bei der Intimrasur an. Ich versuche nicht so zu gucken, als hätte ich noch nie derart nackte Männer gesehen und mache mich – bevor noch jemandem die Seife entwischt – zügig und nassen Fußes zur Umkleide.

Draußen fordert meine Offenheit noch mehr Lehrgeld: Acht Euro für den viskösen Eiweißschock. Ich bin beschämt und enttäuscht. Geht es denn immer nur um das eine? So wie hier werde ich nicht gerne über den Nussholztisch gezogen.

### *Der Fitness-Discounter*

Als Nächstes versuche ich mein Glück dort, wo noch ehrlich geschwitzt wird. Leisetreterboden, Sauna- und Nasszellenvergnügen braucht kein Mensch – schon gar nicht, um hart an sich zu arbeiten. Das kostet alles bloß Geld und führt zu weitreichender Ablenkung. Beim Fitness-Discounter beträgt der Monatsbeitrag ein Zehntel dessen, was der schwüle Schwitzklub verlangt. Dafür gibt es aber alles, was *echte* Männer zum Sport brauchen: eine neonhelle Halle mit Geräten drin, brettlauten Autoscooter-Techno und ein paar lose Thekenschlampen mit Problemzonenerfahrung – fertig.

Dekadenten Überfluss hat man hier konsequent wegrationalisiert: Abends wird einmal mit dem Hochdruckreiniger durchgegangen, das muss reichen als Wohlfühlfaktor. Eiweißhaltige Getränke gibt es nebenan bei Aldi (H-Milch), und steißtätowiert sind hier nur enddreißigjährige Mütter erwachsener Kinder – die dafür alle.

Zwei, drei davon haben sich unterhalb ihrer Kummerfalten sogar ganz passabel gehalten. Die würden sich vermutlich nicht so haben und zieren, wenn man ihnen respektvoll seine Aufwartung machte. Eine hat gerade vis-à-vis zum Abduktorentraining in der Beinspreizmaschine Platz genommen und gibt schon mal alles.

Auch sonst geht es unkompliziert zu. Das offizielle Trainerpersonal beschränkt sich darauf, gelegentlich durchs Rund zu gucken, ob die Geräte zumindest annähernd sachgerecht benutzt werden und niemand über längere Zeit ohne Puls ist. So kann jeder ungestört und unbelehrt seinen eigenen Rhythmus und Trainingsstil finden.

Das schätzen offenbar auch die drei einbauküchenformatigen Halbweltler, die kurz darauf neben mir die Beinpresse pulverisieren. Schnaufend, scheppernd und abwechselnd gehen sie dabei zu Werke: Einer drückt grunzend den kompletten Gewichtsbestand durchs Gerät, die anderen bellen dazu männerbündische Motivationsmantras: »Komm, komm, komm!«, »Zieh, zieh, zieh!«, »Mach, mach, mach!«

Ähnlich eingespielt und reduziert imponieren auch die breitbeinig geführten Konversationsübungen, die sie immer mal einstreuen. Thematisch geht es um dicke Autos, Wodkakonsum und Gewaltverbrechen. Das eigentliche Anliegen besteht aber darin, präsent zu sein, was mit weitausholenden, tonischen und knuffenden Bewegungen unterstrichen wird, und darin, beim Reden keine Verben zu benutzen: »Ey, die Karre so fett, erst mal München – Berlin in drei Stunden, danach ich end-fertig.«

Als ich schließlich an die Maschine darf, ist diese nicht nur reif fürs Altmetall, sondern auch vom Schweiß durchseicht. Mein geplanter Oberschenkelausbau kann erst nach längerer Wartungs- und Dekontaminationsarbeit beginnen. Schweißgeschwängert bleibt die Luft gleichwohl und damit auch ziemlich hormonhaltig.

Ganz offensichtlich sind hier mehr osteuropäische Anabolika im Umlauf als bei Olympia '80 in Moskau. Während ich bei den noch relativ jungen Inkassovollstreckern von gerade eben einfach mal davon ausgehe, dass ihr enger Terminkalender nicht genug Zeit lässt, um derartigen Muskelüberschuss allein durch fleißige Trainingsarbeit zu erwirtschaften, steht den älteren Luden das »Kuren« deutlich ins Gesicht geschrieben. Langnasig, dünnfältelig und aknenarbig gucken sie aus der weiten Wäsche und sehen dabei in Extremfällen aus wie eine Kinophantasie ihrer Jugend: der Sohn von Rambo und E. T.

Weitere gruselige Mischwesen aus den Achtzigern tönen lautstark aus der Musikanlage: ein Techno-Hybrid aus »Sunshine Reggae« und Bruce & Bongos »Geil«. Zum Beschallen von Fitnessstudios hat die so kränkelnde wie kranke Popindustrie offenbar völlig neue »Substyles« kreiert: Während in dem Edelladen vor allem angehouseter Lounge-Muzak mit leichtem Darkroom-Einschlag lief, gibt es hier ausschließlich das Genre »Achtziger, Neunziger und das Schlimmste von heute, sinnlos zusammenkopiert, mit Beat unterlegt und durch Auto-Tune gejagt« zu hören.

Der flotten Mutti aus der Postraffmaschine scheint es zumindest zu gefallen. Ich entdecke sie draußen wippend und rauchend in vertrauter Runde mit den Beinpress-Fieslingen. Trotz Sport werden hier Nikotinkonsum und zweifelhafte Sozialkontakte gepflegt: Vom gesundheitlichen Gesamtkonzept bin ich nicht überzeugt – und zwischenmenschlich erneut irgendwie enttäuscht.

### *Medizinische Fitness*

In defekten Folterinstrumenten und bei hochphoniger Idiotenmusik können kaum Körper und Geist genesen. Da kann man genauso gut zum Pilgern auf den Berliner Ring. Nein, für so wichtige Belange muss man sich an Profis wenden, wie sie bei der Gesundheitsfitness in Lohn und Brot stehen. Hier wird man von medizinisch geschultem und versiertem Fachpersonal beraten – und auch von Orthopäden.

Eine Bekannte von mir, Hanne, hat mir den Tipp gegeben. Sie geht seit einigen Monaten hin, nachdem ihre langjährige Beziehung mit Bernd zerbrochen ist, weil sie das Gefühl hat, »sich einfach auch mal wieder um sich selbst kümmern zu müssen«. »Total gut« täte ihr das Training. Das Ganze habe auch überhaupt nichts zu tun mit prolligem Gewichtestemmen, sondern liefe strickt rational, quasi unter Laborbedingungen ab. Denn alle Übungen werden in Studien erprobt und evaluiert. Fragt sich natürlich, ob vor unserem Besuch oder währenddessen. Egal, Sportwissenschaft klingt sexy. Nichts wie mit.

Nüchtern und ausgewogen, ja fast streng erscheint bereits das ganze Interieur: helles Holz, klare Linien, konzentrierte Ruhe – weder Kirmesbude noch Gay-Sauna. Hanne verweist mich zum Einstand an Werner, der hier »Instruktor« ist. Werner kann außerdem auf eine heilpraktische Ausbildung in

Manualtherapie und zehn Jahre Yoga-Erfahrung verweisen, wie er berichtet, eigentlich sei er aber Grenzschutzoffizier aus Plauen. Schnellen Griffes prüft er »Faszienspannung« und »Range of motion« meiner »positiven Aktionsphase«, bevor es grünes Licht für die Übungsrunde gibt.

Als Erstes nehme ich in einer Beinmaschine Platz, genauer: Ich werde von ihr inkorporiert, denn Werner verschraubt und fixiert mich in dem Gerät, bis ich nur noch willfähriger Apparatschick meiner Oberschenkelmuskulatur bin. »Streng isoliert« möge ich die Streckbewegung nun ausführen, bis zur völligen Ermüdung. Ich gehorche und ertrage den mit jeder Wiederholung langsam zunehmenden dumpfen Schmerz. »Weiter«, bestimmt Werner in die drückende Stille, »der Widerstand muss überwunden werden.« Was meint er damit? Die Last am Bein? Oder meinen freien Willen, was gegenwärtig auf dasselbe hinausläuft. Ich suche Blickkontakt mit Mitgefangenen, doch alle scheinen betäubt und abgeschnitten in der sie umfassenden Maschinerie.

Beim Gerätewechsel versuche ich, Hanne zu erspähen, finde sie aber nicht. Sie muss doch hier sein. Mein Blick schweift suchend umher, da spüre ich Werners kalten Griff, der mich in die nächste Apparatur zwingt. Wieder drücke ich stereotyp gegen das immer unerbittlicher werdende Gewicht. Die Spannung ist nun schier physisch zu spüren.

Nach der zehnten Trainingsstation trotte ich bloß noch stumm und apathisch hinter Werner her. Von Hanne keine Spur. Hat sie mich ausgeliefert? Wem kann ich noch trauen? Bin ich Teil eines geheimen Menschenversuchs? Werner wähnt mich offenbar vollständig gebrochen und hätte noch »ein paar Fragen«. Er führt mich in einen fenster- und schmucklosen Raum, in dem ich ihm fürs »Assessment« Rede und Antwort stehen muss: Ob ich wohl auch weiter regelmäßig trainieren würde? Was ich sonst so in meiner Freizeit täte? Ob ich ein Problem damit hätte, meine medizinischen Daten preiszugeben?

Ich muss raus. Einen Moment der Abwesenheit Werners, als dieser Einzugsermächtigungen, Vollmachten und Schweigepflichtsenthebungen ausdruckt, nutze ich zum Ausbruch. Draußen treffe ich Hanne, sie hatte sich offenbar in der Dusche versteckt. Wir fliehen gemeinsam und verkriechen uns in ihrer Wohnung: Zwei Dissidenten eines totalitären und technokratischen Trainingssystems. Not und Erschöpfung haben uns aneinandergeschweißt, ganz wie Faye Dunaway und Robert Redford in »Die drei Tage des Condor«. Es gibt Wein. Dave Grusin und Lee Ritenour grooven aus dem Off. Schwarzblende.

Am nächsten Morgen schleiche ich mich aus Hannes Wohnung. Die Luft scheint rein. Wie sich rausstellte, war sie ganz froh, sich nicht mehr nur um sich selbst kümmern zu müssen. Meine Rückenmuskulatur zieht ein wenig, aber ich fühle mich ausgeglichen und entspannt. Na also! Man braucht vor allem Geduld beim Fitnesstraining. Auch wenn es lange zäh und öde ist – der Erfolg kommt mit der Zeit.

Resümee: Kraftsport erhöht nicht nur Bizepsumfang und Energieumsatz, sondern auch die sexuelle Trefferquote. Natürlich lässt sich das aus methodisch fragwürdigen, heillos überzogenen und klischeebehafteten Fallstudien wie den obigen kaum sauber belegen. Doch gibt es auch ernstzunehmende Daten, die diese Aussage stützen: So haben muskulöse Männer mehr Sex als schlanke – und zwar nicht nur miteinander, sondern vor allem mit Frauen, wie Evolutionspsychologen aus Pittsburgh, USA, erhoben haben.

Offenbar stehen klassisch männliche Attribute wie Kraft und Körpergröße bei den Damen nach wie vor hoch im Kurs, obwohl ja die Zeiten des Jagens, Sammelns und Brandschatzens, in denen nämliche Merkmale eine gute Partie anzeigten, lang zurückliegen. Heute bewähren Männer sich auf ergonomischen Bürostühlen und dem Kinderspielplatz. Andererseits: So ein Babytragetuch schleppt sich den halben Samstag natürlich auch nicht von allein.

Ebenfalls als evidenzbasiert dürfte gelten: Homosexuelle Männer finden einander eher in teuren Fitnessclubs oder im ZDF-Fernsehballett als in Fußballbundesligavereinen und in den bildungs- und manufactumfernen Kreisen unserer Gesellschaft spielt körperliches Durchsetzungsvermögen durchaus noch eine gewisse Rolle. Überzufällig oft stimmen Klischees, sonst würden sie als solche schließlich nicht funktionieren. Menschen suchen nun mal ständig nach Identifikation, außerdem nach Glück, Gesundheit und Geschlechtsverkehr. Dankenswerterweise gibt es bei uns für jeden einen Platz, wo jener (oder jene) das suchen und hoffentlich auch finden kann.

*KAPITEL 5*

# Menu fatal

*Ungesund ist Essen bloß, wenn man es dauernd macht*

Der Mensch stirbt nicht am Tod allein. Meist spielt dabei Eigenverschulden eine maßgebliche Rolle: zu viel geraucht. Oder zu viel beim Tanken geraucht. Oder beim Tanken geraucht und zu wenig bedacht, dass die herbeieilende Feuerwehr in jedem Fall Vorfahrt hat.

Noch dümmer als beim Genussmittelkonsum oder im Straßenverkehr kann es nur beim Essen laufen. Wer hierbei einfach seinem Bauchgefühl folgt, kriegt dieses oft irgendwann nur noch per Magenband gezügelt. Laut Robert Koch-Institut ist jeder vierte Deutsche zu fett – also nicht »vollschlank« oder »kräftig«, sondern wirklich die Kategorie von »braucht zwei Sitze im Bus« bis »braucht zwei Busse«. Das führt nicht nur zu Wohnraumverknappung, sondern auch zu ernsten Gesundheitsproblemen wie Bluthochdruck oder Diabetes.

Fett speichert Energie, ursprünglich um auch bei Versorgungsengpässen welche zur Verfügung zu haben. Wird aber nur immer mehr angehäuft, gerät die Reserve zur Altlast, die den Blutzucker hochtreibt und die Adern verstopft. Irgendwann sieht es dann in den Herzkranzgefäßen so aus wie auf dem Münchener Luise-Kiesselbach-Platz: eng, grau und leblos.

Doch nicht allein das richtige Maß erweist sich als störanfällig. Vor allem inhaltliche Fragen wiegen schwer und verunsichern den Konsumenten: Wie viel Kilo unraffinierten Zucker muss man lutschen, um genug seiner wertvollen Mineralien und Nährstoffe aufzunehmen? Dürfen in Bio-Gemüse überhaupt Gene sein? Fallen Mettbrötchen unter Rohkost?

Ernährung hat sich zu einer hochkomplexen Angelegenheit entwickelt, da die Ansprüche ans Essen gestiegen sind: Ursprünglich brauchte es bloß satt machen, da reichte zur Not »Ratte roh an Brennnesselsalat«. Dann sollte es außerdem schmecken, was zur Entwicklung von Transfetten, Doppelrahmstufe und Separatorenfleisch beitrug. Inzwischen muss Essen aber auch noch gesund sein.

Das hieße eigentlich bloß, man sollte es sich nicht so sehr schmecken lassen, dass es allzu permanent satt macht. Doch das scheint gar nicht so einfach zu sein, locken doch überall volle Regale und leere Kalorien. Und reicht Mäßigung allein wirklich aus, um sich vor Allergien zu schützen, Krebs vorzubeugen oder rundum begabte, polyglotte Superkinder aufzuziehen? Bedarf es dafür nicht einer gleichermaßen hygienisch unbedenklichen wie unbehandelten, nährstoffreichen wie kalorienarmen, hochwertigen wie niedrigpreisigen Spezialdiät – und zwar in rauen Mengen?

Der folgende Essensratgeber soll die Komplexität der Anforderungen entwirren. Wer die Tipps beherzigt, wird schnell merken, gesundes Essen muss weder teuer noch geschmacklos, noch gesund sein.

### *Essen Sie genug Vitamine*

Vitamine sind chemische Verbindungen, die der Körper als Co-Faktoren für Blutbildung, Stoffwechsel oder das Immunsystem benötigt, aber selber nicht herstellen kann. Daher muss der Mensch sie mit der Nahrung aufnehmen, was allerdings kaum zu vermeiden ist, sofern man sich nicht auf jahrelange Seefahrten einlässt, wo es bloß Zwieback, Rum und Filzläuse zu essen gibt. Vasco da Gamas Matrosen beispielsweise gingen bei ihren fröhlichen Segelausflügen unter einem solchen Menüplan reihenweise die Zähne und Lebenslichter aus.

Unter den gängigen Zivilisationsbedingungen hingegen tritt Vitaminmangel nicht auf – und zwar egal, ob man sich von Ja!-Tiefkühlpizza ernährt oder sein halbes Akademikergehalt zum Biobauern trägt. Erstens sind die Vitalstoffe so ziemlich in allem drin, was sich im Laufe der Kulturgeschichte als Essen etablieren durfte. Zweitens braucht der Organismus so schrecklich viel davon auch gar nicht. Täglich 50 Milligramm Vitamin C – das steckt bereits in einer Orange oder 100 Gramm Rotkohl – reichen dicke, um bei gutem Befinden und lückenlosem Zahnstatus zu bleiben.

Das Beispiel macht gleichwohl deutlich, dass die Angaben sich auf Vitaminmangel im engeren, »schulmedizinischen« Sinne beziehen, also auf Umstände, die erwiesenermaßen auch etwas miteinander zu tun haben. Doch bekanntlich gibt es ja mehr zwischen Himmel und Eisbergspitze, als sich dank reiner Schulweisheit annehmen und befürchten ließe. So soll bereits »subklinischer« Mangel Gefäßverschlüsse, Krebs und vorschnelles Altern begünstigen. Das legen immerhin epidemiologische Studien nahe. Das sind solche, die einfach mal der Frage nachgehen, ob Menschen mit vergleichsweise geringen Vitaminspiegeln ein höheres Risiko aufweisen, krank zu werden. Dabei wird also berechnet, ob zwei Merkmale wie der Vitaminspiegel und das Auftreten einer Krankheit überzufällig häufig miteinander korrespondieren.

So soll etwa Demenz mit niedrigen Vitamin-D-Spiegeln einhergehen. Was von was kommt, wird bei solchen Studien allerdings grundsätzlich nicht untersucht: Schadet ein niedriger Vitamin-D-Spiegel dem Gehirn oder vergisst man bei Demenz eher mal die Vitamintabletten einzunehmen?

Anderen epidemiologischen Untersuchungen zufolge empfiehlt es sich, Letzteres auch klaren Geistes zu tun. Weil nämlich die regelmäßige Einnahme von Vitaminpräparaten das Risiko eines vorzeitigen Ablebens sogar erhöht. Demnach dienten die ganzen tollen Nahrungsergänzungsstoffe am Ende bloß als Pflanzendünger für die Radieschen von unten.

Doch Halt! Statistisch belegen kann man ja so ziemlich alles. Gerade bei der leidigen Frage nach Ursache und Wirkung gilt es, auch die Plausibilität nicht außer Acht zu lassen. Es ist ja bekannt, wie Vitamine ihre heilsamen Effekte konkret vermitteln. So stimuliert Vitamin A beispielsweise die Bildung von Immun- und Blutzellen. Vitamin C und E fungieren vor allem als Antioxidantien. Das bedeutet, sie neutralisieren reaktionsfreudige Sauerstoffatome, sogenannte freie Radikale, die erwiesenermaßen eine gewisse Rolle etwa beim Krebsbekommen oder Altwerden spielen.

Demnach wäre es ignorant, nicht reichlich zuzugreifen bei Obst, Gemüse und Co-Faktoren. Entsprechend haben sich komplette Heilslehren aus der Vitaminkunde entwickelt – und Industriezweige, wobei die Reihenfolge noch zu prüfen wäre. Für Gesundheitsbewusste zumindest, die nicht kiloweise Grünzeug schleppen, geschweige denn essen wollen, stellt die Pharmaindustrie aus ihren Abfällen Hochdosispräparate her. Brause statt Broccoli, lautet die dankenswerte Option.

Ignorieren darf man der Vollständigkeit halber aber auch nicht, dass Körperzellen nicht nur durch Oxidation zu Schaden kommen, sondern noch durch zig andere chemische Prozesse, wie zum Beispiel durch fehlende Oxidation. Womöglich deshalb konnte der Gedanke, dass komplexe Probleme durch die Neutralisation einzelner Störenfriede zu lösen wären, bislang auch nicht so richtig bestätigt werden, wenngleich die Idee sogar bis in die Weltpolitik beliebt und verbreitet ist.

Einseitige Sichtweisen und Kräfte schaden komplexen Systemen üblicherweise mehr als sie nutzen. Das könnte erklären, warum präventive Vitaminschläge mitunter schlecht ausgehen. Offenbar schätzen Krebszellen die vitalisierende Wirkung von Hochdosis-Vitaminen ebenfalls – vor allem wenn es dazu kein ekliges Zeug wie Sellerie oder Rote Bete gibt.

### *Essen Sie Fleisch nur in Maßen*

Würstel, Burger, Olympia-Platte – alles schmackhaft, aber auf Dauer leider fatal. Denn Fleisch- und Wurstwaren stecken voller tierischer Fette, Nitrite und Salz, und derlei begünstigt Diabetes und Bluthochdruck. Täglicher Fleischverzehr verkürzt daher die Lebenserwartung. Das haben Wissenschaftler der Harvard University in Boston belegt: Bei Freunden fleischlastiger Hausmannskost lag die Wahrscheinlichkeit, innerhalb des Beobachtungszeitraums von dreißig Jahren zu sterben, um bis zu zwanzig Prozent höher.

Doch stecken im Steak nicht auch wichtige Aminosäuren? Eisen? Kraft und Männlichkeit? Laufen Vegetarier denn nicht bloß Gefahr, essentielle Nährstoffe zu versäumen, sondern auch das halbe Leben?

Tatsächlich handelt es sich bei Fleischkonsum um ein in der Natur durchaus bewährtes Prinzip: Ein Organismus nutzt die Vorarbeit eines anderen aus, indem er sich hochenergetische Verbindungen einverleibt, die der andere bereits angehäuft und aufgebaut hat. Experten sprechen von Raubtier-Kapitalismus beziehungsweise von der Nährwert-Theorie.

Beides funktioniert aber nur so lange, wie sich Energieausbeute und -aufwand des Jägers etwa die Waage halten. Konsumiert der Ausbeuter immer mehr, ohne Rücksicht auf die natürlichen Ressourcen und seinen tatsächlichen Bedarf, überbläht er System und Bauchumfang.

Außerdem züchtet und quält er immer mehr klimagasausstoßende Schlachttiere, rodet Wälder und raubt Tieren und Menschen ihre Lebensgrundlage. Probleme, gegen die der Umstand einer um zwanzig Prozent erhöhten Sterblichkeit marktregulatorisch noch zu gering erscheint.

Problematisch erweist sich also einmal mehr die Maßlosigkeit: Ungesund sind nicht tierische Fette, sondern tierisch Fette. Abgesehen davon entzerrt sich der statistische Unterschied mit der Zeit: Dann liegt die Sterblichkeit von Fleischvernichtern und Tofu-Asketen wieder gleichauf bei hundert Prozent. Alles hat nun mal ein Ende und die Wurst sogar zwei.

### *Seien Sie vorsichtig mit Zucker*

Nicht so viel Süßes! Das hören schon Kleinkinder, und zwar zu Recht, denn ginge es nach ihnen, gäbe es ausschließlich Rosinenbrötchen mit Nutella und Gummibärchen oben drauf zu essen. So ein Speiseplan macht auf Dauer dick und ruiniert die Zähne. Zucker schleppt reichlich Energie mit sich herum, und was davon nicht benötigt wird, landet als Fett auf den Hüften oder labt ungeschluckt zahnverzehrende Bakterien.

Gerade der hohe Nährwert des Zuckers erklärt ja die Naschwerk-Affinität der lieben Kleinen, die bekanntlich total natürlich und unverstellt sind – zumindest so lange sie noch nicht zur Mandarin-Frühförderung gehen. Kinder folgen ungebremst durch besseres Kulturwissen den Signalen ihres Körpers, und der steht auf Zucker.

Genaugenommen ernähren seine Zellen sich von keinem anderen Kohlenhydrat. Egal ob Barbara-Rütting-Sechskorn-Vollmond-Brot oder Gelee-Bananen: Im Fegefeuer des menschlichen Stoffwechsels wird alles gleich, nämlich Traubenzucker (Glucose). Den bauen Enzyme weiter ab zu energiereichen Verbindungen, die entweder verbraucht oder in Fettsäuren gespeichert werden.

Das Gehirn deckt seinen beträchtlichen Energiebedarf sogar fast ausschließlich mit Glucose. Nervenzellen können andere Energieträger wie Fette oder Eiweiß nicht verstoffwechseln. Mit Low-Carb oder Protein-Drinks braucht man dem Gehirn also nicht zu kommen. Im Gegensatz zum geistlosen Restorganismus *weiß* es schließlich, was gut ist.

Wer sich also wirklich konsequent zuckerfrei ernähren möchte, muss vor allem eins tun: sein Gehirn abstellen.

### *Bevorzugen Sie Bio-Produkte*

Nahrungsmittel, vom Apfel bis zum Spanferkel, kommen heute aus der Fabrik: Obst und Gemüse wachsen in ökologischem Ungleichgewicht unter Kunststofffolie. Schlacht-, Milch- und Legevieh vegetiert und stirbt unter Bedingungen, bei denen man sich nicht wundern muss, wenn russische Rinder irgendwann als Befreier vor der Tür stehen.

Wer solche Zustände ablehnt und außerdem über ausreichend Haushaltsgeld verfügt, kauft im Bio-Laden. Zwei Tomaten kosten dort gefühlte fünf Euro, doch dafür kann man sicher sein, dass die Pflanzen in natürlicher Fruchtfolge sprießen durften. Und beim schuldbewussten Einkauf an des Metzgers blutiger Theke tröstet die Gewissheit, dass die armen Viecher zumindest mal Bodenkontakt hatten, bevor sie in die Auslage mussten.

Und nicht zuletzt tut man sich selbst was Gutes, was dem Glauben an eine bessere Welt zufolge ja auch nur fair, nein: logisch erscheint. Pestizide und ähnliches Chemiezeug kommen hier nicht in die Einkaufstüte. Wer hingegen das billige Palettenobst futtert, der nimmt wahrscheinlich mehr Chemikalien auf, als Lindsay Lohan an einem langen Wochenende.

Korrekterweise muss man einräumen, dass von gespritzten und behandelten Lebensmitteln normalerweise niemand krank wird, da es auch für dieses Essen toxikologische Grenzwerte gibt, die durchaus ein Überleben des Konsumenten vorsehen. Aber warum nur ein Kondom tragen, wenn zwei besser halten? Das heißt eigentlich: Warum überhaupt vor jeder natürlichen Flora und Fauna mit Pflanzenschutz, Konservierungsstoffen und Antibiotika schützen?

Ein paar Gründe dafür gibt es tatsächlich: Damit das Obst noch identifizierbar ist, wenn es im Laden liegt. Damit junger Gouda nicht binnen Tagen zum Gorgonzola reift. Damit man selber nicht zum unbehandelten Essen von Ehec-Bakterien wird.

Streng genommen drohen durch Bio-Nahrung die gleichen Gesundheitschancen und -risiken wie durch konventionelles Essen, zumal es auch noch nicht gelungen ist, Lebensmitteln durch guten Willen mehr Vitamine oder ähnlich Gesundes anzugedeihen. Aber ein bisschen was hat man dann ja doch davon: Einkaufspreise, für die man auch ins Ritz gehen könnte, fördern organisch eine soziale Monokultur. Man bleibt unter sich, kann sich am Himalajasalzstand über Neuigkeiten aus der Kognitionsforschung oder das Intendantenproblem am Berliner Ensemble austauschen, lässt »ganz lieb« grüßen und muss nicht die vorrevolutionären Zustände im Discounter ertragen, inklusive seiner geschundenen und verrohten Protagonisten. Darauf ein Fläschchen Chianti mit Bio-Ethanol und ein leckeres Vollwert-Dünkel-Gericht.

### *Trinken Sie genug*

Eine absolut lebensnotwendige Regel. Denn wer zu spät trinkt, den bestraft das Leben – und zwar durch Abwesenheit. Überflüssig ist es allerdings, für einen ausgeglichenen Wasserhaushalt das Bewässerungskontingent eines saudischen Golfplatzes aufzuwenden oder persönliche Handlungsfreiheit und Sozialverträglichkeit kontinuierlichem Trinkflaschengebrauch unterzuordnen. Folgende Kriterien helfen, das richtige Maß zu finden: Trinken sollten Sie, wenn Sie »Brand wie eine Ziege« haben, Ihre Zunge ständig am Gaumen kleben bleibt oder Sie sich mit Gürteltieren auf plötzlich erschienenen Mayapyramiden unterhalten. Weniger trinken sollten Sie, wenn Ihre Urinmenge ausreicht, um einen saudischen Golfplatz zu bewässern.

### *Meiden Sie allergieauslösende Lebensmittel*

Ein unter Umständen lebenswichtiger Rat. Doch Achtung: Er gilt nur für Allergiker! Ansonsten dürfte niemand irgendwas essen. Ende der Menschheit wäre die Folge. Auch wieder blöd.

### *Essen Sie ausgewogen*

Variatio delectat – Abwechslung erfreut. Das wussten schon die alten Römer: Jeden Tag gebratenen Ochsen auf Rotweinsoße, das bringt es nicht. Ab und zu muss auch mal Leberpastete mit Wachtelragout auf den Tisch.

Einseitige Ernährung schadet. Um gesund zu bleiben, benötigt der Organismus Nährstoffe in ausreichender Menge, und zwar folgende: Traubenzucker, zehn Aminosäuren, zwei

Fettsäuren, sieben Mineralien, neun Spurenelemente, die Vitamine A bis K, Wasser drauf, umrühren, fertig.

Ob man sich diesen vollwertigen Nährstoffmix mit Hilfe einer makrobiotischen Chakren-Diät zuführt oder per Chilli-Texas-Burger, ist reine Geschmackssache – schert den Zellstoffwechsel nämlich nicht. Kein bisschen kümmern den all die Ernährungslehren von Bruker, Ohsawa, Yin und Yang – was im Übrigen auf Gegenseitigkeit beruht.

### *Achten Sie auf gesundheitsrelevante Verbraucherhinweise*

»Lactosefrei«, »Glutenfrei«, »Garantiert ohne Gentechnik«: Verantwortungsbewusste Lebensmittelhersteller listen heute alles auf, was unter besonderen, hypothetischen oder wahnhaften Umständen für den Konsumenten medizinisch von Belang sein könnte. Unterstützen Sie das, auch wenn es für Sie keine Rolle spielt oder wenn das Produkt von Natur aus nicht in Verdacht steht, entsprechend belastet zu sein. Kaufen Sie im Zweifel die Tiefkühl-Lasagne »ohne waffenfähiges Plutonium«.

### *Essen Sie überhaupt*

Kalorien haben heute einen Ruf, schlimmer als Judas, Hoyerswerda und alle Taliban zusammen. Zu Unrecht: Der Körper braucht Energie, selbst wenn er nur vor der PlayStation oder im Meditationsseminar hockt. Wer ganz auf Askese setzt und versucht, seinen Energiebedarf fastender- oder erbrechenderweise spirituell zu stillen, der transzendiert sein Dasein leicht konsequenter, als ihm lieb sein kann. Also essen Sie regelmäßig, zur Not irgendwas. Und lassen Sie es sich schmecken.

*KAPITEL 6*

# Teer und Er

***Rauchen zeugt von zweifelhafter Gesinnung, Nichtrauchen aber auch***

Dank YouTube kann sich heute jeder ständig und überall versichern, dass früher tatsächlich alles besser war: Rockstars waren jung und taten nicht so wild, Politiker waren wild und taten nicht so jung, und im Fernsehen wurde frei gesprochen, wenn auch mitunter etwas ungelenk und wirr. Während die meisten Talkshows heute dazu dienen, stichwortartig Bücher, Filme oder Staatsverschuldung zu bewerben, lieferten solche Sendungen in den siebziger Jahren unverstellte Einblicke in prominente Persönlichkeiten und das, was Trunksucht und Geisteskrankheit damit angestellt hatten: Klaus Kinski durfte sich stundenlang direkt in die Anstalt faseln, Romy Schneider ging einem kunstschaffenden Bankräuber an die pralle Hose und verspannte Linksaktivisten erprobten die Zerschlagung des Kapitals schon mal modellhaft am Studiomobiliar.

Vor allem aber wurde dabei nonstop geraucht. Eine Kippe nach der anderen angelte man aus dem Cordjackett, ließ sie für eine gestattete Satzpause aufglimmen und lässig weiterqualmen. Statt schaler Lippenbekenntnisse gab es deftige Lungenzüge. Zähe Schwaden irrten blau durch lange, unbewegte Einstellungen, was das ziellose Gerede geradezu godardartig visualisierte.

Apropos Film: Kann man sich Humphrey Bogarts Karriere als Ikone überhaupt vorstellen ohne seine nonchalante

Kettenraucherei? Wäre Steve McQueen auch dann der »King of Cool« geworden, hätte er sich statt Filterlosen zuckerfreie Emser-Halspastillen zwischen die Lippen gesteckt?

Genauso wenig wie irgendjemand damals zum Rauchen vor die Kinderzimmertür gegangen wäre! Geschweige denn *vor* die Kneipe. Die Älteren erinnern sich: Noch vor zehn Jahren galt es als Naturkonstante, dass man bei Kneipenbesuchen spätestens ab elf knietief im Nebenstromrauch stand und dass die Kleider nach so einer Veranstaltung rochen, als habe man damit den Amazonaswald gelöscht.

Da brannte wenigstens noch die Luft, vor allem in der Lunge, was allerdings nicht so richtig gesund war. Neuerdings gut informierte Zigarettenkäufer wissen: »Rauchen lässt die Haut altern«, »verursacht tödlichen Lungenkrebs«, »führt zu Verstopfung der Arterien« und manchem mehr. Kein Witz: Allein in Deutschland sterben jährlich bis zu 120 000 ehrliche Tabaksteuerzahler an den Folgen der Qualmerei.

Neu sind die Zahlen und Erkenntnisse allerdings nicht. Man hätte bloß mal Bogey oder McQueen fragen müssen, denen die Puste rauchbedingt irgendwann auch endgültig ausging. Das hat aber keinen so richtig gekümmert. Man sah dem Tod offenbar gelassener ins Auge. Gefahren wurde ohne Gurt, und Helmpflicht bestand nur bei Anfallsleiden, was immerhin schon einen gewissen Fortschritt bedeutete: Es lag damals noch nicht lang zurück, dass Kinder allenfalls einen Helm trugen, wenn sie an strategisch unbedeutenden Brücken mit Panzern spielten.

Um Krebs scherte man sich, wenn man ihn hatte, und Herz-Kreislauferkrankungen zeichneten vor vierzig Jahren noch die Wohlhabenden und Erfolgreichen aus: Der Mann von Welt musste bis fünfzig ein florierendes Unternehmen errichtet, eine Ehefrau in die Tablettensucht getrieben und mindestens einen Herzinfarkt gehabt haben.

Rauchen galt nicht als Laster oder gar Suchterkrankung, sondern als Kulturgut und soziales Bindeglied: Bei »Diskussionen« quollen die Aschenbecher über. Die »Zigarette danach« bildete bei ständig wechselnden Geschlechtspartnern die einzige Konstante im Liebesleben. Tabak roch nach Sex, Souveränität und Abenteuer, genau wie ein einsamer Ausritt in die Wildnis mit dem strammen, schnauzbärtigen Marlboro-Mann.

Alles vorbei. Heute besteht selbst auf dem Oktoberfest Rauchverbot. Literweise Bier, fettes Essen und hirnerweichende Deppenmusik gibt es dort nur noch rauchfrei. Noch vor wenigen Jahren hätte es niemand für möglich gehalten, dass einer der letzten bacchischen Massenriten des westlichen Kulturkreises, dass die Supernova der Wirtshausgemütlichkeit handstreichartig zum Luftkurort gerät.

Dass es so unerwartet kam, ist wahrscheinlich einzig dem phantasiereichen amerikanischen Rechtssystem zu danken. In den USA spezialisierten sich so rauchfreie wie ruchlose Anwälte im Laufe der neunziger Jahre darauf, Schadensansprüche von Rauchern zu vertreten, die nicht die geringste Ahnung gehabt hatten, wie schädlich Rauchen ist, und deshalb krank geworden waren. Die Kläger hatten wahrscheinlich gedacht, gegen das morgendliche Husten müsse was »Warmes im Hals« helfen und sich deswegen immer gleich schnell wieder die Nächste angesteckt.

Diese Mischung aus Uninformiertheit und ausbaufähiger Kombinationsgabe erwies sich gesundheitlich zwar als fatal, finanziell allerdings als höchst lukrativ: Milliardenschwere Entschädigungen wurden einzelnen Krebsopfern zugesprochen. So etwas geht eben nur in Amerika: vom Aschenbecher zum Milliardär.

Durch solche Präzedenzfälle aber gerieten Tabakindustrie und ihre Kundschaft in die Defensive. Die Gesundheitsrisiken konnten nicht mehr kleingeredet, sondern mussten groß draufgeschrieben werden auf das Gefahrengut. Und Rauchern im öffentlichen Raum haftete bald der Ruf feindlicher Kombattanten an. Schließlich verbreiten sie gefährlichen Nebenstromrauch, voll mit Ammoniak, Formaldehyd, Benzol und anderen medizinisch und sozial wenig verträglichen Emissionen.

Die USA, die meisten unserer europäischen Nachbarn, ja selbst die traditionell renitenten und weitgehend sittenlosen Franzosen verboten das Rauchen in öffentlichen Räumen darauf konsequent. In Deutschland hingegen führte man rechtsstaatliche Prinzipien ins Feld: Soll eine Verbotskultur das Recht auf Selbstbestimmung und Wirtshauspopulismus beschneiden? Darf Deutschland in Anbetracht seiner besonderen historischen Verantwortung überhaupt Inhalte übernehmen, die immerhin auf Mediziner des Dritten Reiches zurückgehen? Solche hatten aus Sorge um die deutsche Volksgesundheit die erste öffentliche Anti-Raucher-Kampagne initiiert. Hitler war bekanntlich nicht nur eine ziemliche Spaßbremse, sondern auch Vegetarier und Nichtraucher, sogar ein recht militanter, kann man sagen.

Vermutlich aus diesem hochsensiblen Geschichtsbewusstsein heraus nannte ein leidlich bekannter Journalist mit christlich-sozialer Gesinnung unlängst jenen, eigentlich eher arglos wirkenden jungen Mann, der ausgerechnet in Bayern das bislang strengste Rauchverbot per Volksentscheid durchsetzen konnte, einen Jungfaschisten. Dieser Terminologie schließen sich nicht wenige couragierte Glutbürger im Internet an.

Laut einer Studie der Weltgesundheitsorganisation sterben weltweit über eine halbe Million Menschen jährlich an den Folgen des Passivrauchens. Dennoch gilt es, auch die Handlungsfreiheit zu respektieren: Wer verbietet, andere

Menschen mit giftigem Feinstaub einzunebeln, der stellt am Ende auch noch das Recht auf Präventivkriege und Staatsterrorismus in Frage.

Doch die schweigende Mehrheit kümmert sich vor allem um die eigene Haut, die nicht altern möge, weshalb die medizinischen Argumente überwiegen. Und diese mehren sich: Beinah täglich entdecken Mediziner neue Tabakgräuel: Rauchen verursacht noch mehr Krebs als gedacht. Rauchen schadet der Sprachentwicklung des geplanten Kindes. Rauchen hat vermutlich sogar die Beatles auseinandergebracht ...

Da Tabakrauch mittlerweile einen Ruf weg hat, der dem von Nazi-Kampagnen gleicht, hat sich ein Spannungsfeld aufgetan, das zukünftig noch intensiv und vor allem öffentlich debattiert werden muss. Das könnte wie folgt ablaufen: Helmut Schmidt, Iris Berben, Til Schweiger, Sido und Henryk M. Broder sitzen bei Sandra Maischberger und diskutieren – weitgehend rauchfrei – das Sendungsmotto: »Nichtraucherschutz: Auf der rechten Lunge braun?«

MAISCHBERGER *(spricht überakzentuiert)*: »Herr Schmidt, Sie haben das Dritte Reich miterlebt und rauchen seit achtzig Jahren. Würden Sie als junger Mann in der heutigen Zeit wieder anfangen, wenn Sie bereits Ihre buddhagleiche Altersweisheit besäßen?«

SCHMIDT *(steckt sich eine Kippe an, hustet, hält den Kopf schief, damit das Nikotin jeden Winkel seines Gehirns fluten kann)*: »Das, Frau Maischberger, ist eine theoretische Frage, die sich praktisch nicht stellt.«

MAISCHBERGER: »Erlauben Sie, dass ich trotzdem noch einmal geschlossen und suggestiv nachfrage. Kann man sagen, dass die Raucher Ihrer Generation daran mitschuldig sind, dass

Nichtraucher bis heute ihre Vergangenheit nicht aufgearbeitet haben?«

SCHMIDT: »Das kann man so sagen, aber richtig ist es nicht. Wir hatten damals, im deutschen Herbst und beim Nato-Doppelbeschluss, Entscheidungen zu treffen, die eine Befassung mit solchen Themen nicht erlaubt hätten. Wenn das heute manchen unverständlich erscheint, so kann ich das nachvollziehen. Es ist aber nie meine Aufgabe gewesen, von jedem verstanden zu werden.«

BERBEN: »Wenn ich dazu mal etwas sagen darf. Zunächst einmal finde ich es ganz wunderbar, wie unbefangen Sie über diese Zeit sprechen können. Ich war ja damals noch eine ganz junge Frau, und es war uns total wichtig, frei zu sein, zu hinterfragen, Inhalte zu vermitteln und natürlich auch zu rauchen. Aus heutiger Sicht sehe ich das mit der Reife und dem Abstand einer starken Frau, aber damals wollte ich neues Terrain betreten und musste erst lernen, ganz ich selbst zu sein. Gerade diese Widersprüche machen das Leben und meinen Beruf ja so wahnsinnig spannend.«

SCHMIDT *(steckt die Nächste an, inhaliert feucht rasselnd)*: »Mag sein, dass Sie da recht haben …« *(hustet)*

SCHWEIGER *(macht ein Gesicht, als wäre er gerade in einem Aschenbecher erwacht)*: »Also, ich muss echt sagen, dass ich diese ganze Debatte total verlogen finde. Das macht mich wirklich wütend. Ich habe mich bei den Dreharbeiten meines neuen Films mal vor Ort mit der Situation rauchender Soldaten in Afghanistan beschäftigt. In dem Film spiele ich einen Einzelkämpfer, der sich da unten eine chronische Bronchitis holt und dann zu Hause in Deutschland von so Rauchverbots-

Nazis terrorisiert wird. Die Realität ist aber noch schlimmer … I mean, da unten kommen mehr beim Zigarettenholen um als in Kampfeinsätzen. Das interessiert hier überhaupt niemand. Dabei ist das ein fucking Krieg.«

**BRODER** *(macht sein Ironiegesicht)*: »O ja, ich verstehe: Das schwere Los des treuen Landsers. Ich muss mich doch immer wieder wundern, wie der deutsche Kinobesucher sentimental wird, wenn es um die vermeintlich edelsten Teile seines Volkskörpers geht. Da wird dann wieder ganz schnell nach dem Reichsärzteführer gerufen.«

**SIDO**: »Ey, Alter, wer bis du überhaupt? Hast du Paper?«

**BRODER**: »Selbstverständlich. Ich werde mich von Ihnen aber nicht enteignen lassen.«

**MAISCHBERGER**: »Entschuldigung, ich muss noch einmal auf den Kern meiner Frage zurückkommen: Brauchen wir vielleicht einfach mehr Toleranz?«

**BERBEN**: »Absolut. Ich finde, jeder sollte selber entscheiden dürfen, was er anderen verbietet.«

**SCHWEIGER**: »Nein, bei Intoleranz hört es einfach auf. Diese Leute haben ihre Würde verwirkt und gehören weggesperrt.«

**BRODER**: »Sogenannte Toleranz ist in Wahrheit immer eine Form von latenter Intoleranz.«

**SIDO**: »Mag jemand mal ziehen?«

**SCHMIDT**: »Gerne, junger Mann.«

**MAISCHBERGER**: »Ich auch … unsere Sendung ist ohnehin zu Ende. Nächste Woche darf ich die gleichen Gäste begrüßen, dann zu dem Thema Talkshow-Quoten im Sturzflug: Steht die Meinungsvielfalt auf dem Spiel?«

KAPITEL 7

# Dopamin around my brain

***Süchtig wird man leicht. Entscheidend ist, was man daraus macht***

Denken Sie schon morgens dran? Tun Sie es heimlich? Reden Sie sich ein, jederzeit damit aufhören zu können? Lautet die Antwort »Ja«, sind Sie süchtig – nach irgendwas. Es könnte sich um Alkohol, Crack oder Masturbation handeln. Das spielt im Prinzip keine Rolle.

Denn Ihr Gehirn tanzt Ihnen auf der Nase herum. Gut, das tut es bei jedem: Es lässt uns sinnlos grübeln, will ständig irgendwas wissen oder machen und behauptet dann auch noch, man habe es ja selbst so gewollt. Bei Ihnen aber dominiert ein Drang alle anderen Zwänge: Etwas hält Sie gefangen, bestimmt Ihr Leben. Je nach Standpunkt zum Gehirn-Geist-Problem könnte man sagen, Sie sind fremdbestimmt oder wissen ganz besonders genau, was Sie wollen.

Etwa vier Millionen Menschen in Deutschland geht es so: Sie sind abhängig. Das führt nicht nur zu medizinischen Problemen, sondern auch zu enormen wirtschaftlichen Belastungen. So werden die jährlichen Kosten durch Alkoholsucht in Deutschland auf 27 Milliarden Euro geschätzt – und da ist die Getränkerechnung von Jenny Elvers vierzigstem Geburtstag vermutlich noch gar nicht mitgerechnet.

Doch wie krankhaft kann ein so verbreitetes Phänomen überhaupt sein? Tatsächlich erlernt man Süchte wie alles andere auch: durch erfolgreiches Ausprobieren. Suchtmittel charakterisiert, dass sie mehr oder weniger direkt das sogenannte Belohnungssystem im Gehirn stimulieren. Dieser Umstand macht das Ausprobieren so angenehm – also erfolgreich.

Das Belohnungssystem besteht aus einem kleinen, im Vorderhirn gelegenen Kerngebiet – dem Nucleus accumbens und seinen Verbindungen – und dient dazu, evolutionär besonders wichtiges Verhalten positiv zu verstärken: Beim Jagen, Essen oder Sex sorgt es für super Stimmung und damit für die nötige Mitarbeitermotivation.

Das funktioniert so: Hat man ein leckeres Stück Fleisch vor, unter oder über sich, stößt der Hirnstamm den Botenstoff Dopamin aus. Dieser reizt den Nucleus accumbens, was das begehrte Boah-krass-Glücksgefühl auslöst. Das Gehirn, schlicht wie es ist, reflektiert die chemische Natur seiner Euphorie natürlich nicht und denkt völlig unkritisch: »Geiles Essen / Leckere Zufallsbekanntschaft. Das machen wir bald mal wieder.«

Nahrungsaufnahme, körperliche und sexuelle Aktivität sind also natürliche Wege, sich neuronal zu belohnen, konkret dafür, dass man so nett war, etwas Zeit für die Individual- und Arterhaltung zu opfern. Eine Sucht droht dabei im Regelfall nicht, da das Dopamin-High selbstlimitierend ist. Wollte man den Kick erhöhen, müsste man sich schon der technisch anspruchsvollen Aufgabe stellen, essend auf dem Heimtrainer Sex zu haben.

Dann doch lieber Drogen. Die erzeugen nämlich das neurophysiologische Äquivalent einer solchen Aktion ohne akrobatisches Zutun. Kokain beispielsweise erhöht die normale Dopaminausschüttung bis um das Zwanzigfache. So einfach lässt sich das Glück finden – man stößt praktisch mit der Nase drauf.

Alkohol, Opium und Cannabis veranstalten im Gehirn auf

ähnliche Weise Happyhour, und zwar schnell, verlässlich und ohne den üblichen Aufwand: kein stundenlanges Gekoche, Gerenne oder Gebalze, einfach etwas Nervengold eingenommen und fertig.

Dummerweise dient das bemühte Belohnungssystem aber eigentlich nicht dem Home-Entertainment, sondern der Verhaltenssteuerung. Daher wächst bei seiner Stimulation der dringende Wunsch, das Getane schleunigst zu wiederholen. Die Macht der Gewohnheit liegt im Dopamin, denn es macht die Gewohnheit.

Verstärkt wird der Drang noch dadurch, dass die Nervenzellen im künstlich erzeugten Überfluss abstumpfen gegen das gute Zeug. Der Konsument will immer mehr davon und erlebt eine relative, gleichwohl dramatische Mangelsituation, wenn der Spiegel fällt, etwa weil der Getränkemarkt zuhat oder alles Geld verpulvert ist.

Doch ganz so mechanistisch determiniert verläuft die Drogenkarriere in der Regel dann doch nicht, und zwar nicht trotz, sondern dank der Gene: Bei etwa neunzig Prozent der Menschen bestellen sie den Hirnstoffwechsel flexibel und robust genug, dass diese Personen durch ein gelegentliches Gläschen, einen freundlichen Joint ab und zu oder eine kleine Nasen-Brotzeit nicht gleich unwiderruflich zu Dauerkunden in gut sortierten Bahnhofsvierteln werden.

Bei jedem Zehnten hingegen soll ein angeborener Dopaminmangel besonders empfänglich machen für solch externe Stimulantien. Zehn Prozent beträgt dann auch der Anteil jener, bei denen der Gebrauch zum Missbrauch ausufert – und zwar weitgehend unabhängig davon, ob es sich beim Rauschmittel um Blauen Limberger, Schwarzen Afghanen oder weiße Schokolade handelt.

Daher taugen »Umweltfaktoren« auch nur begrenzt, um der Suchtnatur zu trotzen: Da alles, was Spaß macht, also alles, was das Dopamin zum Sprudeln bringt, auch abhängig machen kann, könnte theoretisch nur eine völlig spaßfreie Umgebung gefährdete Menschen schützen. Dieses Konzept verfolgen ja Sekten wie Scientology, die CSU oder die Stadtplaner von Bochum. Verlässliche Daten darüber, ob der Ansatz funktioniert, liegen aber nicht vor.

Die gute Nachricht: Die Sucht als solche stört erst, wenn sie nicht befriedigt wird. Dabei spielt Geld eine wichtige Rolle. Studien zeigen, dass Wohlhabende ihre Abhängigkeit schadloser kultivieren als Arme, die praktisch automatisch an üble Gesellschaft, schlechten Stoff und finanzielle Grenzen geraten.

Auch kann das soziale Umfeld (nun aber!) schlechte Gewohnheiten gleichermaßen fördern wie kompensieren. So haben kritik- und hemmungsresistente Kokser in Manageretagen und auf dem Börsenparkett die Nase vorn. Die Finanzbranche scheint ohnehin ein Refugium für obsessive Charaktere zu sein, nicht zuletzt für Spielsüchtige. Alkoholiker bringen es traditionell in der Politik weit. Und wer das seltene Glück hat, an Sexsucht zu leiden, dem steht eine Karriere in der Porno- oder Medienbranche offen, früher auch als Praktikantin im Weißen Haus oder Vertrauenslehrer an der Odenwaldschule.

Meist nachteilig allerdings entwickeln sich langfristig die körperlichen Folgen des dauerhaften Substanzgebrauchs. Diese unterscheiden sich allerdings stark. Sollten Sie sich noch nicht endgültig auf ein Suchtmittel festgelegt haben, hilft Ihnen die folgende Übersicht möglicherweise dabei, die individuell richtige Entscheidung zu treffen.

## *Alkohol*

Alkohol ist der »Kumpel-Typ« unter den Drogen: nicht so richtig aufregend, aber immer zur Stelle, wenn man ihn braucht. Alkohol gibt es ständig und überall. Er ist ein treuer Lebensbegleiter von der Taufe bis zum Leichenschmaus, ein fester Bestandteil der abendländischen Kultur. Tatsächlich wären viele zivilisatorische Errungenschaften ohne Alkohol nicht denkbar, etwa Bundesparteitage, Sportjournalismus und die Werke bedeutender Künstler wie Ernest Hemingway, Henri Toulouse-Lautrec oder Mickie Krause. Vor allem wäre vieles davon ohne Alkohol nicht auszuhalten.

Sein moderierendes Wesen verdankt der Alkohol seiner Wirkweise: Er stimuliert sogenannte GABA-Rezeptoren, die einen dämpfenden Effekt auf das Gehirn haben. (Auf diesen Umstand weist übrigens der Punkrock-Song »Gabba Gabba Hey« der psychopharmakologisch interessierten Ramones hin.) Das kann anfangs ganz unterhaltsam sein, da als Erstes soziale Hemmungen verschwinden: Man redet mehr, lacht mehr, bestellt noch mehr – was die Geselligkeit fördert, aber auch die geistige Dämpfung verstärkt und zunehmend als solche bemerkbar macht. Das gesellschaftlich verbindende Element des Trinkens erschöpft sich daher irgendwann. Spätestens dann, wenn der Hemmeffekt die Schließmuskelkontrolle erreicht hat.

Ähnlich unschön verhält es sich mit den Langzeitfolgen passionierten Alkoholkonsums. Die Leber kriegt vom Trinken bekanntlich ihr Fett, bis sie sich in den wohlverdienten Vorruhestand verabschiedet. Auch andere Organe – der Magen, das Herz, die Bauchspeicheldrüse – entwickeln ein nervöses Naturell mit Hang zu Dysfunktion oder Tumorwachstum.

Die Behauptung, zwischen Leber und Milz passe immer noch ein Pils, muss eindeutig als Legende entlarvt werden. Richtig hingegen ist, dass nach langjähriger Zecherei zwischen Hirnrinde und Schädelknochen irgendwann ein Sixpack passt. Alkohol zerstört Nervenzellen und mindert unmittelbar und dauerhaft Hirnfunktionen. Das kann im akuten Fall dazu führen, dass man morgens keine Ahnung hat, neben wem man da aufgewacht ist. Chronische Schäden liegen vor, wenn man nicht mehr weiß, neben wem der andere aufwacht.

*Fazit:* Die zentral dämpfende und enthemmende Wirkung des Alkohols ist hilfreich, wenn Ihre Interessensschwerpunkte in den Bereichen soziale Entgleisung und Gewaltbereitschaft liegen. Alkohol löst keine Probleme, macht sie aber durchaus vergessen, bei konsequentem Gebrauch sogar dauerhaft. Richtig angewandt handelt es sich also um ein probates Lösungsmittel, wie jeder Chemiker bestätigen wird.

### *Kokain*

Kokain, auch Koks, Marschierpulver oder Nasen-Mokka genannt, ist ein echtes Teufelszeug: Es führt zu heilloser Selbstüberschätzung, nervöser Umtriebigkeit, manischem Rededrang, Appetitverlust und Aufzählwut. Es hat aber auch schlechte Seiten: Da Kokain die Gefäße verengt, kann es Herzinfarkte und Schlaganfälle auslösen. Sollte also jemand überhaupt nicht mehr vom Toilettendeckel hochkommen, benachrichtigen Sie einen Arzt, vor allem wenn Sie keine Schniefgeräusche mehr hören.

Kokain behindert für eine gewisse Zeit die natürliche Entsorgung antriebssteigernder und stimmungshebender Hirnbotenstoffe, was den Konsumenten seinem subjektiven Empfinden nach zu einem blitzgescheiten Entertainment-Genie von vorspielersetzender Attraktivität macht. Lässt die

Wirkung indes nach, verschiebt die Stimmung sich alsbald ins Schuldwahnhaft-Parasuizidale, weil die Glücksbotenstoffe ihre verdiente Pause machen. Rebound-Phänomen nennen Mediziner das – höchste Zeit nachzupudern.

Langzeitfolgen bestehen daher häufig im Verlust von Haus, Hof und Verstand: Kokain ist teuer. Wer damit sich und die obligatorischen Party-Schmarotzer bei Laune halten will, braucht entweder ein voluminöses Einkommen oder nachsichtige Bankberater. Da solche aber zu den kurzlebigen Freuden im Leben gehören, geraten nicht wenige Kokser in eine veritable Schuldenkrise, deren Abwicklung aber üblicherweise nicht die Europäische Union, sondern eher schon ein albanisches Serviceunternehmen regelt.

Auch psychisch kann es ziemlich dumm laufen. Langfristiger Kokainmissbrauch führt zu Dermatozoenwahn: Betroffene glauben, dass kleine Tiere unter ihrer Haut rumkrabbeln. Das Phänomen tritt auch bei Trinkern und Kiffern auf, nur sind da die Tierchen in der Regel echt.

*Fazit:* Kokain kann ihr Gesellschafts-, Berufs- und Sexualleben durchaus bereichern. Achten Sie aber darauf, dass Bankkonto und Koronargefäße immer flüssig bleiben.

### *Cannabis*

Indischer Hanf ist bekanntlich eine »Jahrtausende alte Heilpflanze, die Spastiken und Schmerzen lindert«. Nur dass das in Wirklichkeit kaum eine Sau interessiert. Vor allem nämlich knallen einem die Hanfprodukte Haschisch und Marihuana so richtig den Kopf zu. Auf diese Weise machen sie nicht nur Schmerzen erträglich, sondern auch die Musik von Frank Zappa. Außerdem bewirkt Kiffen, dass alles lustig wird, egal ob stundenlanges Surfen auf www.sinnlose-seiten.de, die

Police-Academy-Filme oder der Besuch vom Sozialpsychiatrischen Dienst.

Cannabis stimuliert die Cannabinoidrezeptoren im Gehirn – wo man auch von selbst hätte drauf kommen können. Überraschender ist da schon, dass diese eigentlich zur Appetitregulation gedacht sind. Das erklärt, warum nach dem Rauchen von Cannabis alles gut schmeckt: Da snackt der Berauschte schon mal ein komplettes Toastbrot weg ... trocken versteht sich ... wenn's hart kommt, sogar noch eingeschweißt.

Durch dubiose Verbindungen im Nervensystem bringen die angeturnten Rezeptoren auch das genannte Dopamin in Wallung, was mild psychotische Symptome verursacht und außerdem dazu führt, dass der Kiffer die Illusion von Zeit exklusiv entlarven kann – und deren Instrumentalisierung in einer kapitalistischen Weltverschwörung gleich mit.

Über die Spätfolgen sportlichen Cannabiskonsums gibt es relativ neue Erkenntnisse: Früher galt Hasch als Einstiegsdroge, was schon immer unplausibel war, mittlerweile aber auch wissenschaftlich widerlegt ist. Dafür warnen Experten in den letzten Jahren, die Droge könne Psychosen auslösen. Demnach handelte es sich nunmehr gewissermaßen um eine Ausstiegsdroge, was sich so richtig pauschal aber wohl auch nicht halten lässt. Erwiesen aber scheint, dass Dauerbedröhnung Gedächtnis, Konzentration und Antrieb mindert. Tückisch daran ist, dass der Abstumpfende durch Abgestumpftheit die Abstumpfung nicht bemerkt. Achtung: Wer zum zehnten Mal Matrix guckt, befindet sich möglicherweise schon in ihr.

*Fazit:* Kiffen ist weniger gefährlich als Alkohol – was allerdings auch für Schweinegrippe, ungeschützten Sex und Al-Qaida zutrifft.

## LSD

Lysergsäurediethylamid lautet die Weltformel, die lang gesuchte logische Verbindung von Quantenfeldtheorie und Gravitation. Entdeckt hat sie der Schweizer Chemiker Albert Hofmann, der – durch Raumzeitkrümmung – 300 Jahre alt wurde. Das Ganze wurde von der CIA aber vertuscht. Am 11. September 2001 inszenierten die Agenten ein Ablenkungsmanöver, um Formel und Restbestände unbemerkt in der Wüste von Nevada zu verbrennen.

*Fazit:* Sollte Ihnen die Geschichte stichhaltig erscheinen, nehmen Sie besser kein LSD mehr.

## Heroin

Heroin ist ein Musterbeispiel für innovative Pharmaforschung am Standort Deutschland. Die Firma Bayer brachte das halbsynthetische Opiat Ende des 19. Jahrhunderts auf den Markt, und zwar als Schmerz- und Hustenmittel. Bald schon aber zeigte sich, dass das Pülverchen auch Weltschmerz, innere Leere und die Paradoxie unseres Daseins lindert. So wurde es gewissermaßen als Off-label-Medikament zu einem echten Blockbuster, woran auch kleinliche Verbote nichts änderten.

Heroin stimuliert sogenannte Opioidrezeptoren in Gehirn und Rückenmark, was eine umfassende Betäubung zur Folge hat: Man spürt keinen Schmerz, wähnt sich wieder in Mutters warmem Schoß, vergisst die böse Welt und leider gelegentlich auch das Atmen. Außerdem macht die kolossale Wirkung so richtig süchtig.

Der Körper eines Heroinsüchtigen verwandelt sich dadurch im Prinzip wieder in den eines Säuglings: So lang die

Versorgung stimmt, schlummert er selig vor sich hin, um aber alle paar Stunden, wenn der kleine Hunger kommt, zu einem schreienden, tobenden Bündel zu werden. Diese beiden Zustände bestimmen irgendwann den gesamten Tagesablauf. Die Folgen sind Isolation, Verwahrlosung und Auszehrung. Nicht viel besser als jungen Eltern geht es Fixern. Wenigstens redet denen nicht noch jeder schlau rein. Die machen sich den Druck ja überwiegend selbst.

*Fazit:* Heroinabhängigkeit ist die Königsklasse der Suchterkrankungen, das Premium-Paket: körperlicher und seelischer Verfall in kürzester Zeit, High-end-Entzugserscheinungen und turbulente Verwicklungen im Halbweltmilieu inklusive. Dafür bedarf es voller Aufmerksamkeit und ganzer Entschlossenheit. Wer nur mal probieren will, versucht besser Paracetamol mit Bubble Tea.

### *Ecstasy, Speed, Crystal Meth*

Bei diesen Drogen handelt es sich um Amphetamine mit leicht unterschiedlichem Aufbau und Sozialumfeld: Ecstasy-Tabletten erlangten in der Technoszene Ende der achtziger Jahre große Beliebtheit. Wobei Techno seinen Erfolg eindeutig Ecstasy verdankt und nicht umgekehrt: Nur durch massive chemische Alteration des Nervenkostüms ist erklärbar, dass junge Menschen tagelang in Baustellenwesten und mit Staubsaugern auf den Rücken zum Sound eines defekten Commodore 64 durch Berliner Luftschutzkeller tanzten und sich dabei alle fünf Minuten verliebten.

Speed hingegen ist eher das Kokain des kleinen Mannes: Punk-Azubis aus Peine oder Perleberg greifen darauf zurück, um mehr Dosenbier trinken zu können, oder auch Fernfahrer beim Serpentinenrennen in den Kasseler Bergen.

Crystal Meth wird seit einigen Jahren vor allem in Tschechien feilgeboten, womit sich dort ein weiterer wichtiger Wirtschaftsfaktor etablieren konnte – neben Prostitution, Billigpornographie und Touristennepp. Somit hat sich die grenznahe Provinz zu einem beliebten Naherholungsgebiet entwickelt, ein Nahtod-Erholungsgebiet sogar.

Alle diese Stoffe erhöhen die Konzentration partytauglicher Hirnbotenstoffe, was im Glücksfall zu gehobener Stimmung und vermehrter Wachheit führt. Unerwünschte Nebenwirkungen treten allerdings nicht selten auf, da die Substanzen üblicherweise in illegalen tschetschenischen Wertstoffhöfen mit Hilfe von Rohrreiniger und abgelaufenen Pestiziden synthetisiert werden. Derlei Zutaten machen Gehirn, Nieren und Leber kaputt, was Stimmung und Wachheit langfristig eher drückt.

*Fazit:* Partydrogenkonsum gleicht einem One-Night-Stand: Man weiß nicht, worauf man sich einlässt und ob es am nächsten Tag auch wirklich wieder weg ist.

### *Legal Highs*

Durchs Internet vertreiben findige Hobby-Laboranten heute schneller neue Rauschmittel, als Drogenbeauftragte und Kriminalpolizei in ihren Infobroschüren von 1972 nachschlagen können. Praktisch monatlich erscheint so ganz legal synthetischer Irrsinn, der als Duftmischung, Badesalz oder Maggi-Kräuterfix-Ersatz in den Handel gelangt.

Die Wirkungen sind entsprechend breit gefächert und reichen von Sodbrennen bis Serienmord.

*Fazit:* Kunden, die »Spice« und »Explosion« gekauft haben, rauchen auch Yps-Urzeitkrebse.

Unter medizinischen Gesichtspunkten kann der Bogen um Drogen also nicht weit genug bemessen sein. Auf lange Sicht – und die zählt bei der Lebenserwartung letztendlich – spielen die launigen Substanzen dem Organismus oft übel mit.

Andererseits: Was bitte tut das langfristig nicht? Es ist ja nun auch nicht so, dass eine abstinente Leber ewig hielte. Und um diese biologische Beschränktheit menschlicher Existenz mental zu überwinden, dafür eignen Drogen sich wiederum ganz prächtig. Der Rausch verlängert das Dasein zwar nicht, aber er transzendiert es immerhin. Fragen Sie doch einfach Ihr Gehirn, was ihm lieber ist.

KAPITEL 8

# Neunmalklug und übersäuert

*Gesundheitsbewusstsein fängt häufig erst da an, wo Medizin endet*

Wohlstand und Bildung sind gesund, wie Studien eindeutig zeigen: Akademiker leiden seltener an Herz-Kreislauf-Erkrankungen, Diabetes oder Lungenkrebs. Woran das im Einzelnen liegen mag, lässt sich indes nur teilweise beantworten. Ein Grund mag sein, dass Intellektuelle die meiste Zeit in risikoarmen Bereichen zubringen: Eine Staublunge kriegen die nicht, so trocken auch mancher Diskurs am Lehrstuhl für Didaktische Soziologie erscheinen mag. Und in einer Feuilleton-Redaktion kann man sogar spielend 100 Jahre alt werden – älter als alle Leser zusammen.

Doch nicht bloß mangelnde Gelegenheit, auch besseres Wissen soll vor einem allzu prompten Ende bewahren, nehmen Gesundheitsforscher an. Gebildete kennen die Risiken des täglichen Daseins und stellen sich darauf ein. Sie essen keine ukrainischen Pilze oder runtergesetzte britische Bregenwurst. Sie tragen Helme beim Radfahren und wissen um die Bedeutung ausgewogener und maßvoller Ernährung. Außerdem schauen sie weiter über den Tellerrand, hinterfragen selbstbewusst medizinische Autoritäten und nutzen häufiger auch unkonventionelle Heilverfahren jenseits der »Schulmedizin«, etwa Homöopathie oder Heilfasten.

Dass sie ausgerechnet deshalb gesünder wären, erscheint laut »Schul-Statistik« allerdings unwahrscheinlich, gilt genaugenommen als widerlegt. Schließlich besteht das entscheidende Qualitäts- und Einschlusskriterium der Alternativmedizin genau in dieser mathematisch sicher ausgeschlossenen Wirkung. Da gibt es ganz klare Regeln: Methoden, die verkrusteten akademischen Standards genügen, etwa einem statistisch signifikanten Wirksamkeitsnachweis, bleiben der dünkelhaften Schulmedizin überlassen.

Genauso wenig, wie also die relativ intakte Gesundheit vieler kluger Menschen etwas mit ihrem Hang zu fragwürdigen Behandlungen zu tun haben kann, lässt sich dieser Hang mit ihrer intellektuellen Reputation in Einklang bringen. Andererseits: Wer es gewohnt ist, sich sein eigenes Bild zu machen, dem bleibt ja manchmal gar nichts anderes übrig als den größten Quatsch zu glauben.

Der Freund eines Freundes von mir, namens Tobias, verdient als Wirtschaftsinformatiker sein Brot. Er hat folglich ein anspruchsvolles Studium absolviert, hat Systemkybernetik gepaukt, an der Kompilierung spezieller Algorithmen zur Constraintprogrammierung gearbeitet und berät nun Firmen wohldotiert hinsichtlich ihres Portfoliomanagements. Trotz dieser ausgewiesenen Kompetenz im Gebrauch seines Verstandes, glaubt er, dass Heilstoffe erst dann so richtig wirken, wenn sie gar nicht mehr da sind.

Von dieser Annahme geht die Homöopathie aus: Stoffe, die üblicherweise bestimmte Symptome verursachen, sollen diese beheben, wenn man sie stark verdünnt. Und zwar so stark, dass sich praktisch kein Molekül der betreffenden Substanz mehr auf dem Globuli genannten Milchzuckerstück befindet. Veranschaulichen lässt sich das Homöopathie-Prinzip auch so: Würde ich in den Pazifik ejakulieren und diesen dann in kleine Fläschchen abfüllen, bekäme ich ein wirksames Verhütungsmittel für eine Trilliarde Frauen.

Leider ist der Weltmarkt dafür zu klein beziehungsweise

die Verdünnungskapazität kleinerer Ozeane zu gering – woran Sie beim Badeurlaub denken sollten. Außerdem wenden Kritiker ein, dass das genannte Konzept dem Massenwirkungsgesetz zuwiderlaufe, welches grob vereinfacht aussagt: Viel hilft viel – und umgekehrt: von nichts kommt nichts. Nicht nur die Schulmedizin verlässt sich auf diese Erkenntnis, sondern auch die griechische Küche, die Personalpolitik von Bayern München und nebenbei die ganze moderne Physik: das gesamte Verständnis von Materie, Energie und Freizeit.

»Bei mir wirkt es!«, wirft Tobias dagegen in die Waagschale. Letztens erst habe er einen »wirklich üblen« Schnupfen gehabt. Da schmiss er sofort zwei Globuli ein und keine zehn Tage später war die Nase wieder frei. Mehr noch: In dem betreffenden Behandlungszeitraum ging auch die Sonne mehrfach auf und wieder unter und in China fielen diverse Säcke Reis um.

Die demnach geradezu kosmische Wirksamkeit der Homöopathie ist aber nur schwer nachzuweisen, was auch daran liegt, dass die Anzahl *nicht* vorhandener Stoffe im Globuli schier unendlich ist und sich also kaum benennen lässt, welcher davon nun was gemacht hat: Haben abwesende Tollkirschen den Schnupfen geheilt? Oder potenzierter Fliegendreck? Oder haben die hoffentlich maximal verdünnten Plutoniumreste der Hiroshima-Bombe die Erkältung weggeblasen? Schwer zu sagen, aber letztlich auch bloß akademische Erbsenzählerei, findet Tobias: Man müsse ja nicht für alles eine Erklärung haben. Hauptsache, der Schnupfen sei weg – dank Homöopathie.

Folgende Erklärung soll dennoch nicht vorenthalten bleiben: Funktionieren soll das Ganze durch das sogenannte Wassergedächtnis. In maximaler Verdünnung sei die Substanz zwar irgendwann stofflich nicht mehr vorhanden, doch speichere sie ihre Information in Molekülschwingungen. Tatsächlich sollen Wissenschaftler solche Resonanzen nachgewiesen haben, in Form von Clustern der Wasserstoffbrücken, allerdings nur für die Dauer von weniger als einer milliardstel Sekunde. So schnell arbeitet bekanntlich kein Heilpraktiker oder Apotheker.

Dennoch sind homöopathische Effekte unbestreitbar: Je verdünnter die Sachkenntnis, desto potenzierter der Glaube an einfache Erklärungen und Begrifflichkeiten. Das Konzept von der »Ganzheitlichkeit« basiert auf diesem Zusammenhang. Frei von all dem Ballast der Molekulargenetik, Biochemie und Zellphysiologie können Alternativmediziner sich dem großen Ganzen widmen und beispielsweise feststellen, dass Heuschnupfen eben nicht nur an langweiligen immunologischen Überreaktionen liegt, sondern auch mit der individuellen Lebenssituation »ganz viel« zu tun hat.

Deshalb gibt es auch ganz unterschiedliche Homöopathie-Präparate für ein und dasselbe Leiden, wie mir erklärt wurde. Die Therapie sei »individualisiert«, keine standardmäßige Massenware. Genau deswegen könne man ihre Wirkung ja auch mit Standardverfahren nicht nachweisen.

Bei Zahnschmerzen zum Beispiel variiert das Präparat abhängig davon, ob zusätzlich noch erhöhter Speichelfluss oder rote Wangen oder Ärger besteht – um nur ein paar ganzheitliche Einflussfaktoren zu nennen. Dieses Konzept macht die Homöopathie auch so treffsicher: Wirken die Globuli nicht, liegt das nicht am Präparat, sondern am Krankheitsbild – dann war einfach der Ärger noch nicht groß genug. Man kann sich aber natürlich auch jeden Ärger sparen und auf ein schönes konventionelles Schmerzmittel zurückgreifen.

Das behandelt auch bloß den Schmerz und nicht die Gesamtsituation. Sofern Individualität nicht nur im Leiden besteht, lässt sich diese mit klassischer Dienstleistungspharmazie eigentlich besser ausleben.

Tobias räumt ein, dass die Schulmedizin ja schon auch ihre Berechtigung habe. Letztes Jahr im Skiurlaub hatte er, beschwingt von ziemlich unhomöopathisch dosiertem Jagertee, im Riesenslalom zwischen zwei Bäumen gepatzt. Da hieß er es durchaus gut, dass die Innsbrucker Chirurgen sein Schienbein nagelten und nicht einpendelten. »Bei akuten Krankheiten hilft die Schulmedizin«, differenziert er, »aber chronischen Krankheiten hat sie nichts entgegenzusetzen.«

Da ist was dran. Genau wie die Polizei aufgeklärte Verbrechen zwar gut bearbeitet, bei unaufgeklärten aber total überfordert ist oder wie ein Fußballteam, das bei Siegen gewinnt, bei Niederlagen aber nicht.

Doch es stimmt schon: Ein Patient mit chronischem Nierenversagen wird durch die Dialyse nicht wieder gesund. »Da wird bloß an Symptomen herumgedoktert und nicht auf die Ursachen eingegangen«, bekräftigt Tobias.

Nun, auf die unbedoktert gewisse Todesursache des Nierenpatienten, nämlich das Nierenversagen, geht die Blutwäsche schon ein – ganz im Gegensatz zur Bachblütentherapie. Da mag die Krankheitsursache zunächst mal nur von akademischem, ja bald philosophischem Interesse sein. Schließlich verursacht ohnehin immer eins das andere: das Leben die Krankheit, die Krankheit den Tod, der Tod das Leben – wo nun den Kreis unterbrechen? Wie ihn quadrieren?

Der »ursächliche« Ansatz bedient aber nicht nur Auf- und Erlösungsphantasien, sondern kommt auch voll praktisch. Denn je nach Krankheitslehre haben so ziemlich alle chronischen Krankheiten stets die gleiche Ursache, was Zeit und Geld bei der Diagnose spart.

Ein populäres Universalübel lautet beispielsweise Übersäuerung. Die entsteht in der alternativmedizinischen Theorie so: Wohlschmeckendes wie Fleisch, Käse, Alkohol oder Kaffee soll grundsätzlich Säuren im Körper bilden. Diese

»Schlacken« würden im Bindegewebe vor sich hin gären, um schließlich Gefäßverkalkung, Rheuma, Krebs, Bandscheibenvorfälle oder Migräne auszulösen, womit natürlich nur besonders prominente Beispiele genannt wären. Wer hingegen schwerpunktmäßig »basisches« Kaninchenfutter wie Löwenzahn, Sauerampfer oder Brunnenkresse speise, der bleibe verschont von so ziemlich allen Malaisen. Der Erfolg der Methode wäre schon nach ein paar Tagen Basenkost im Urin zu messen, der dann weniger sauer sei.

So weit, so simpel – und suspekt: Wenn ein derart universales Krankheitskonzept von der etablierten Medizin ignoriert wird, kann doch etwas nicht stimmen. Das Internet wird dafür sicher eine plausible Erklärung liefern: Fleischindustrie, Pharmalobby und CIA, denen ja »ursächlich« ebenfalls so einiges anzulasten ist, wollen das Volk krank machen, um Absätze zu garantieren. Sauer macht listig.

Vielleicht stimmt aber auch das Netzgerücht, dass im Blut des Menschen ein konstanter pH-Wert im leicht alkalischen Bereich herrscht und dass bereits dessen Abweichen im Kommastellenbereich keine chronischen, sondern höchst akute Beschwerden verursacht. Das würde auch erklären, warum im Blut zahlreiche chemische Puffer gelöst sind, die den Säuregrad ständig stabil halten, und die Nieren saure Stoffe über den Urin ausscheiden. Die vermeintliche Übersäuerung des Organismus am pH-Wert des Urins festzumachen würde demnach so logisch erscheinen, wie aus dem Inhalt der Mülltonne auf die Sauberkeit der Wohnung zu schließen.

Folgt man allerdings dieser Spur durchs Netz und versucht chronische Erkrankungen mit Hilfe der Physiologie zu erklären, verliert man sich schnell in einem Gewirr aus kryptischen Informationen, widersprüchlichen Befunden und uferlosen Details.

Ich fragte Tobias am Ende unserer zugegebenermaßen

einzigen Debatte zu dem Thema, ob er auch auf alternative Ansätze zurückgreife, wenn er beispielsweise in den Urlaub fliegt: Einfach mal beim Astralpiloten einchecken, der die Maschine mit dem dritten Auge fliegt, statt »schematisch« der Schulnavigation zu folgen. Oder ob seine Kunden glücklich wären, würde er ihre Produktplanung nicht auf objektive Daten stützen, sondern auf »individualisierte«, welche Blockaden am Kaffeebuffet und die ansteigende Wangenröte des Global Key Account Managers mitberücksichtigen.

Das fand er polemisch, schließlich würden ja auch immer mehr Schulmediziner alternative Heilmethoden wie die Homöopathie einsetzen.

Auch wieder richtig: 40 000 deutsche Vollapprobierte geben ihren Patienten die Kügelchen. Gerade in gutsituierten und bildungsbürgerlich bevölkerten Gemeinden gehören einschlägige Praxen zum Soziotop wie Osteria und Dachterrassen-Cocktailbars.

Die Nähe mag nicht von ungefähr kommen: Bildung und Einbildung sind nahe Verwandte. Und mehr noch als manchem vom Widerspruchsgeist eingelullten Denkasketen der Sinn nach alternativen – und einfachen – Antworten steht, suchen Ärzte nach alternativen – und einfachen – Verdienstmöglichkeiten. Immerhin neun Milliarden Euro gibt es aufzuteilen, die in Deutschland pro Jahr für Alternativmedizin ausgegeben werden. Wer solvente und wenig arbeitsintensive Kunden aus Starnberg, Oberkassel oder Blankenese glücklich machen und binden möchte, und das möglichst ohne Risiken, Nebenwirkungen und Aufwand, der muss den Affen regelmäßig Milchzucker geben.

*KAPITEL 9*

# Kollegen-Bonus:

## *Alternativmedizin zum Selberbasteln*

Homöopathie, Anthroposophie und Eigenharntherapie sind bereits ziemlich abgegrast. Nur wer es schafft, eine Breakthrough-Innovation zu branden, kann im Wachstumsfeld den Markt machen. Oder genregerechter ausgedrückt: Nur wer ganz bei sich bleibt, zu dem werden andere kommen.

Nach folgendem Baukastenprinzip können Sie eine Heilslehre selbst ersinnen. Wie Sie diese ausgestalten, ob fernöstlich, apokalyptisch oder mixolydisch, bleibt Ihren Drogenerfahrungen überlassen.

***1. Verweisen Sie auf alte Traditionen.*** Während schulmedizinische Verfahren deutlich an Vertrauen einbüßen, wenn sie älter als zehn Jahre sind – nur wenige Patienten bestehen darauf, mit kaiserlicher Röntgentechnik untersucht zu werden –, punkten alternative Methoden besonders, wenn sie aus »Jahrtausende alter Tradition« stammen. Altes China, Phönizien, Mesopotamien: Die ältesten Kulturen sollten gerade reichen. Vielleicht lässt sich das Rad noch ein bisschen weiter drehen. Wie klingt das? »Schon die Dinosaurier kannten die heilsame Wirkung des Vulkangesteins …« Na bitte!

***2. Bemühen Sie leicht verständliche Krankheitskonzepte.*** Wie erklärt man die Entstehung von Krebs einleuchtender: »Maligne, monoklonale Proliferation entsteht durch eine multifaktorielle Aktivierung vulnerabler Proonkogene bei insuffizienter Apoptose« oder »Krebs entsteht durch dysbalancierte Energiefelder«? Version 2 groovt ja wohl deutlich runder. Und wenn es gut ankommt, bleiben Sie dabei: »Alle Krankheiten entstehen durch dysbalancierte Energiefelder.« Lernen Sie von Profis aus der Medien- und Unterhaltungsbranche: Verwirren Sie Ihr Publikum nicht, dann hört es auch zu.

*3. Verwenden Sie Wohlfühlvokabular.* Unbedingt sollte Ihr Therapieangebot ganzheitlich, komplementär, alternativ, integrativ, natürlich, sanft, traditionell, schamanisch, individuell, makrobiotisch, chinesisch, west-indisch oder sonst wie asiatisch und apodiktisch sein. Ob es auch wirksam ist, spielt dagegen eine nachrangige Rolle.

*4. Sparen Sie sich den Aufwand teurer Studien*, die eh keiner liest und die immer nur allgemeingültige Aussagen zulassen. Setzen Sie stattdessen auf die Jahrtausende alte Kraft individuellen Mitteilungsbedürfnisses: Finden Sie Prominente im Karriereloch, die in Talkshows alles erzählen würden, auch wie ihnen Ihre Therapie geholfen habe. Richten Sie Internet-Foren ein, in denen eine Handvoll Sonderlinge mit zu viel Freizeit den Eindruck eines repräsentativen Meinungsbildes erzeugen. Argumentieren Sie, dass Statistiken nie dem Einzelnen gerecht werden können – genauso wenig wie Demokratie.

*5. Nutzen Sie Fetische für die Behandlung.* Was im Puff gilt, kann für die Praxis nicht falsch sein: Ihre Kundschaft wird weit zufriedener sein, wenn Sie irgendwie penetriert wird, oral befriedigt ist und auch Auge und Ohr nicht zu kurz gekommen sind. Womit Sie das anstellen und Ihre Patienten traktieren, ob mit Nadeln, Globuli, Trockeneis oder Katzenstreu, bleibt Ihrer Kreativität überlassen. Reichlich Anregungen und geeignete Materialien finden Sie in jedem gut sortierten Baumarkt.

*KAPITEL 10*

# Angesteckt von Sorge

*Keime lauern überall,
vor allem auf einem selbst*

Neben Sport, Ernährung und Giftstoffverzicht bildet Hygiene eine weitere wichtige Teilstreitkraft im täglichen Überlebenskampf. Der Feind lauert schließlich überall: Bakterien im Kühlschrank, Pilze auf der Toilettenbrille, Viren in der Urlaubsbekanntschaft. Stets gilt es auf der Hut und möglichst sauber zu bleiben.

Leicht ist das nicht. In jedem Gramm Erde hausen allein rund 600 Millionen Bakterien. Man schleppt sie mit nach Hause, hinein in Bad und Bett, und die kleinen Biester treten sich nicht mal die Füße ab. Außerhalb des heimischen Sicherheitsbereiches ist es natürlich noch viel schlimmer. Ganz gefährlich: ungeschützter Nahverkehr. Das ständige Rein und Raus in U-Bahnen und Bussen mit wechselnden, anonymen Verkehrspartnern birgt hohe Ansteckungsrisiken. Öffentliche Verkehrsmittel gelten nicht von ungefähr als rollende Seuchenlager. Aber auch in Kindergärten wachsen und gedeihen vor allem die ganz Kleinen: Streptokokken, Staphylokokken, Rotaviren.

Da solche Keime nicht nur hinterrücks, sondern in der Regel auch absolut rücksichtslos über ihre Opfer herfallen, bieten Infektionskrankheiten den ultimativen Horror. Zwar verliefen die letzten Pandemien hierzulande eher gemächlich, doch sitzt bei vielen Mitmenschen der Schreck von 1347 immer noch tief. Damals tobte der »Schwarze Tod« durch Europa und raffte ein Drittel der Bevölkerung dahin. Städte wie Florenz, Wien oder Bremen waren nahezu entvölkert, was sich noch für Jahrhunderte auf Demographie und Mietpreisentwicklung auswirken sollte.

Das liegt zum Glück lang zurück. Doch scheint die Angst vor Infektionen höher denn je: Ungeimpft wagt sich kaum noch jemand vor die Tür. Die Taschendesinfektion gehört zum unentbehrlichen Survival-Kit im täglichen Miteinander. Ich kenne Leute, die jedes Mal die ganze Wohnung mit Ethanollösung wischen, wenn die Kinder ihre Hausschuhe versehentlich neben den Gummistiefeln stehen hatten, mit denen sie auf dem Bürgersteig waren, wo manchmal auch Hunde laufen, die vorher im Dreck gewühlt haben könnten. Diese Vorstellung von Infektionsketten basiert auf dem Butterfly-Effekt. Der besagt, dass bereits der Flügelschlag eines Schmetterlings ausreichen kann, um ganz woanders eine Katastrophe auszulösen – vor allem natürlich, wenn die Falter sich nicht regelmäßig und gründlich ihre Fühler waschen, wovon man leider wohl ausgehen muss.

Das soll nicht heißen, dass Ansteckungsgefahren grundsätzlich eingebildet wären oder dass man als Neurotiker nicht auch mal Ebola kriegen könnte. Immerhin rund 17 000 Menschen sterben pro Jahr in Deutschland an Infektionskrankheiten, an so Begebenheiten wie einer Lungenentzündung oder fulminanten Sepsis. Allerdings handelt es sich bei solchen Fällen eher selten um junge, gesunde Menschen, die eine oberlinke Bazille jäh aus der Blüte ihrer Jahre reißt, sondern üblicherweise um Hochbetagte und Multimorbide, bei denen sich zuvor diverse Todesursachen ein dramatisches Kopf-an-Kopf-Rennen geliefert haben.

Auch fällt der Anteil des Seuchentods am leidigen Ableben insgesamt eher gering aus: Nur zwei Prozent aller Todesfälle in Deutschland lassen sich auf Infektionen zurückführen. Weltweit sind es siebzehnmal so viel. Daran sollten Fernreisende denken. Allzu unbefangenes Einlassen auf Land, Leute und Schalentiere lässt die Zeit im Urlaub nicht nur wie im Flug vergehen, sondern mitunter auch schneller ablaufen.

Doch gilt in der Ferne wie zu Hause gleichermaßen: Infektionsrisiken werden zumeist irrational hoch bewertet. Denn das Unsichtbare und Unbekannte erhöht die reale Gefahr noch um die zusätzlich gefühlte, was entwicklungspsychologisch und historisch gleichermaßen verständlich ist.

Die Menschen zu Zeiten der Pest wussten zu allem Überfluss nicht, womit sie es zu tun hatten. Sie hatten keine Ahnung, dass der Killer ein mikroskopisch kleines Lebewesen war, welches von Flöhen übertragen wurde, die auf den Ratten saßen, welche munter durch die nicht kanalisierten Städte sprangen. Der Urheber so einer Erklärung hätte seinen Standpunkt vermutlich auf der Streckbank deutlich machen dürfen. Die Lehrmeinung lautete nämlich sinngemäß: Schuld sind das Wetter, sündiges Verhalten und ungeliebte Minderheiten.

Da sind wir heute weiter, dank Robert Koch. Der stellte 1876 fest: Hoppla, die wahre Tücke steckt im Detail. Winzige Schädlinge wimmeln überall rum und können ganz schön fies werden, wenn man sie einfach so wachsen und machen lässt.

Das steht heute in jedem Schulbuch. Begreifbarer geworden ist dadurch das Wesen infektiöser Mikroorganismen aber nur bedingt. Viele Menschen stellen sich Bazillen als eine Art Mini-Al-Qaida vor, eine grundböse Terrortruppe, die durch massive Säuberungen aus der Welt zu schaffen sei. Außerdem gilt als ausgemacht, dass die kleinen Aggressoren besonders agil würden in der »kalten Jahreszeit«, bei bestimmten Formen der »Erwachsenenunterhaltung« und auf Menschen, die sich außerhalb unserer kontaktarmen Leitkultur bewegen – womit im Wesentlichen am spätmittelalterlichen Seuchenkonzept festgehalten wird: Schuld sind das Wetter, die Sünde und ungeliebte Minderheiten.

Doch ließen sich dank der Erkenntnisse von Koch und denen des französischen Kollegen Louis Pasteur zumindest endlich wirksame Maßnahmen ergreifen, um Krankheitserreger unschädlich zu machen, durch Erhitzen etwa. Ihnen zur verdienten Ehre wird Milch bis heute »pasteurisiert« oder eben »abgekocht«.

Durch solche und andere Hygienemaßnahmen wurden stark verbreitete Seuchen wie die Tuberkulose nach und nach zurückgedrängt. Schließlich, gegen Mitte des 20. Jahrhunderts, verfügten Ärzte außerdem über Antibiotika, mit denen sie bakterielle Infekte auch aktiv bekämpfen konnten. Danach waren große Volksseuchen bald nur noch in schwülstigen Opern oder weitschweifigen Bildungsromanen ein Thema – zumindest in der westlichen Welt. In armen Ländern, ohne Kulturförderung, sieht das anders aus.

Bei uns aber fallen Tuberkulose, Syphilis oder Cholera eindeutig in die Rubrik »Was macht eigentlich …?« Das kriegt man nicht mehr, man holt es sich allenfalls an dunklen Ecken oder in zwielichtigen Kreisen. Selbst das Aids-Virus, das seit gut dreißig Jahren in durchaus katastrophalem Ausmaß über die Menschheit herfällt, konzentriert sich dabei mittlerweile auf die armen Teile der Welt. Geld macht vielleicht nicht glücklich, das aber immerhin länger.

So ist wohl auch die verbreitete Wahrnehmung zu erklären, derart unverseuchte Zeiten würden lediglich das nächste Desaster ankündigen. Experten warnen seit Jahren vor dem nächsten Killer-Keim: SARS, H1N1, R2D2 – je kryptischer das Kürzel, desto heller die Panik. Das Grippevirus H5N1 forderte vor einigen Jahren tatsächlich Millionen von Opfern – allerdings unter Vögeln. Die Anteilnahme humaner Wissenschaftler und Medienvertreter war dennoch ungewöhnlich hoch: Das Virus könne mutieren und seine absolut tödlichen Eigenschaften künftig an Menschen ausleben. Im Grunde sei dies überhaupt nur eine Frage der Zeit. Angesteckt von Sorge, begannen Pharmaunternehmen damit, Impfstoffe herzustellen.

Nicht zu Unrecht: So ein Virusleben verläuft weniger aufregend, als sich viele vorstellen. Es besteht genaugenommen aus nichts anderem als der ständigen Reproduktion. Zufällige Veränderungen des Erbguts, also Mutationen, bilden dabei die einzige Möglichkeit, dem immer gleichen Trott zu entfliehen und neue Lebensperspektiven auszuloten. Die können darin bestehen, einfach mal den Wirt zu wechseln und sich neu zu erfinden, etwa als Endzeitengel der menschlichen Zivilisation. Zwar ist das nur eine Möglichkeit von geschätzt Zillionen, da aber in Anbetracht der schieren Unendlichkeit jede Stochastik in die Knie geht, ist im Prinzip alles eine Frage der Zeit: Wartet man lange genug, passiert es auch. Kommt Zeit, kommt's hart.

Die Gunst öffentlicher Sorge und Aufmerksamkeit währt allerdings nicht ewig. H5N1 verpennte seine fünfzehn Minuten Ruhm und schaffte es währenddessen nicht, über seinen Ruf als Entenschreck hinauszuwachsen. Die schönen Impfstoffe teilten das Schicksal von Bio-Obst: Sie blieben ungespritzt.

Dafür machte ein anderer Keim Karriere. Im Frühjahr 2009 ging H1N1, Erreger der sogenannten Schweinegrippe, auf Welttournee. Die Massenmedien berichteten in Echtzeit darüber, wie der frisch mutierte Newcomer sich unter Menschen ausbreitete. Auch die überstürzte Ummodelung der bislang unverkauften Impfrezepte in Schweinegrippe-Serum erfuhr auf diese Weise reichlich virales Marketing.

Hierbei tat sich naturgemäß vor allem die »Schweinepresse« hervor: Bild-Chefredakteur Kai Diekmann ließ sich und seine Mitarbeiter sogar öffentlich impfen, um zu zeigen, dass die Nebenwirkungen der Spritze nicht so schlimm seien, wie von vielen befürchtet beziehungsweise wie im konkreten Fall überwiegend erhofft.

Das galt aber auch für die neue Grippe selbst. In Deutschland lag die Opferzahl zwanzigmal niedriger als bei der alljährlichen, gewöhnlichen Grippe. Da das neue Virus die alten Erreger verdrängt, hat es vermutlich mehr Menschen gerettet, als alle Impfungen und Kai Diekmann zusammen.

Grippeimpfungen, so nützlich sie in bestimmten Fällen auch sein mögen, werden ohnehin leicht überschätzt. Das liegt daran, dass sie vor allem das Sicherheitsgefühl jener bestärken, welche die fragliche Infektion sowieso nicht gekriegt hätten. Wer nämlich sein Immungedächtnis schon vertrauensvoll in die Hände von Medizin und Pharmaindustrie gelegt hat, muss ja glauben, nur deshalb vom sicheren Virustod verschont geblieben zu sein. Dass es Menschen gibt, welche die Pandemie auch ungeschützt überstanden haben, erscheint dann als unverschämtes Glück der Arg- und Verantwortungslosen. Ein Eindruck, den entsprechend durchgeimpfte Massenmedien noch verstärken.

Dabei verhielt es sich während der neuen Grippe so, dass von 100 000 Ungeimpften nicht etwa alle, sondern bloß knapp 300 krank wurden. Von den Geimpften erwischte es immerhin noch gut achtzig, da das Serum nur einen maximal siebzigprozentigen Schutz bietet. Untersuchungen haben gezeigt, dass die Impfaktion die ohnehin niedrige Krankheitslast gerade mal um 1,4 Prozent zu reduzieren vermochte – für 283 Millionen Euro. Denn so viel hat Kassen und Bundesländer die Runde gekostet. Aber es ist leicht und unredlich, im Nachhinein so zu rechnen und zu polemisieren: Es hätte ja auch richtig schlimm kommen können – außer vielleicht für den Impfstoffhersteller, der 2009 gut sechs Milliarden Euro Gewinn einfuhr.

Sehr viel günstiger vor Krankheitserregern schützen Hygienemaßnahmen. Händewaschen galt lange als »old school«, um nicht zu sagen als konterrevolutionär im Sinne der Ökobewegung, doch hilft es nachweislich, Keime zu reduzieren und Infektionsketten zu unterbrechen, etwa wenn man von der Toilette kommt, aus der U-Bahn oder aus der Leprakolonie.

Mittlerweile widmen Leitmedien sich der Angelegenheit und berichten exklusiv, welche Waschbewegungen »effektiv« und »aseptisch wirksam« seien, wo sich gebrauchte Handtücher gefahrlos entsorgen lassen und wie man Türen öffnet, ohne eigene Körperteile zu benutzen.

Putzen und Desinfizieren allein bringt aber auch keine hinreichende Keimfreiheit. Die meisten und schlimmsten Krankheitserreger tummeln sich genau dort, wo geradezu medizinische Hygiene herrscht, nämlich im Krankenhaus. Auf übelste Gesellen trifft man dort: Pseudomonas, Klebsiellen, Methicillin resistente Staphylokokken (MRSA). Fünfzehn Prozent aller Patienten auf Intensivstationen infizieren sich mit sogenannten Krankenhauskeimen.

Der mikrobiellen Brut gefällt es eben dort richtig gut. Zum einen haben die angeschlagenen Kranken immuntechnisch wenig entgegenzusetzen, zum anderen die in rauen Mengen verteilten Antibiotika noch viel weniger. Sind Bakterien erst einmal unempfindlich gegen die Mittel geworden, halten ihnen diese obendrein jede Konkurrenz von der Zellwand. Für so einen MRSA ist daher eine Intensivstation der reinste Club Med: Man bleibt unter sich, es gibt jeden Tag frische Betten und »All you can eat«, bis sozusagen der Arzt kommt.

Auch außerhalb von Krankenhäusern trifft man Mikroorganismen vor allem da an, wo viel los ist. Gerade Viren »haben total gern mit Menschen zu tun«, denn ohne einen fremden Wirtsorganismus können sie nicht überleben. Wenn Experten heute immer wieder eine zunehmende Bedrohung durch Infektionskrankheiten beschreien, dann nicht vor dem Hintergrund, dass zu wenig Sagrotantücher benutzt würden, sondern eher vor dem, dass es immer mehr potentielle Benutzer, also Menschen gibt. Die mögen sich in die Ellenbeuge husten oder Türen nur noch mit dem Hintern aufmachen, das kann alles nicht ihre Existenz als Keimschleuder kupieren. Auf jedem gesunden Menschen brüten 100 Billionen Keime, wie Forscher unlängst erst ermittelt haben. Multipliziert man das für eine Stadt wie Berlin mit 3,5 Millionen wird klar: An Infektionskrankheiten ist zu allererst die Gesellschaft schuld.

Andererseits machen die Zahlen aber auch deutlich, dass Mikroben in aller Regel mit und auf uns in friedlicher Koexistenz leben. Übertriebene Hygiene, vor allem am eigenen Leib, ist daher vermutlich nichts anderes als Selbsthass. Für diese Erkenntnis bedarf es keiner entlarvenden Psychoanalyse, sondern bloß eines diskreten Blickes in Rachen, Darm oder Vagina. Dort hausen mehr Bakterien, Pilze und Viren als in einem moldawischen Saunaclub, und zwar egal, wie reinlich und sittenstreng die betreffende Person auch sein mag. Die Anzahl der im menschlichen Körper ansässigen Keime übertrifft die seiner eigenen Zellen um ein Vielfaches.

Offenbar verhält es sich so, dass die allermeisten Mikroben dem Menschen nicht schaden, sondern nutzen. Auf der Haut halten sie aggressive Erreger fern. Im Darm helfen sie bei der Verdauung – beziehungsweise der menschliche Darm hilft ihnen. Das ist bloß eine Frage des Standpunkts. Der Mensch ist in seinem eigenen Organismus zumindest nur eine Minderheit – hoffentlich keine ungeliebte.

***1. Stärken Sie Ihr Immunsystem***: Ein guter Rat, nur nicht so leicht zu befolgen. Es gibt in Apotheken, Reformhäusern und Bioläden praktisch nichts, was nicht in irgendeiner Weise »die Abwehrkräfte stärken« soll, es aber erwiesenermaßen auch täte. Ob nun Schüssler-Salze, Taigawurzel oder Echinacea: Nichts davon stimuliert etwas anderes als den Einzelhandel.

Wie sollte so ein gestärktes Immunsystem auch aussehen? Mehr weiße Blutkörperchen? Das entspräche einer Leukämie, die bekanntermaßen nicht so gesund ist. Aggressivere Entzündungsstoffe, die jedem Eindringling mit »Zero tolerance« begegnen? Solcher erfreut sich der Allergiker im Wonnemonat Mai. Rigorosere Lymphozyten, die kein Vergeben und Vergessen kennen? Die wird man leider nicht mehr los, wenn sie erst mal die eigenen Gelenkflächen oder Nervenscheiden abräumen.

Glücklicherweise pfuschen die genannten und unzähligen weiteren Mittel und Maßnahmen allenfalls marginal am Immunsystem rum. Dessen Kompetenz besteht nämlich nicht in schierer Feuerkraft, sondern in komplexer Abwehrstrategie und gewiefter Diplomatie. Solche mit anderen Mitteln fortzusetzen – und seien es pflanzliche – führt bekanntlich zu nichts Gutem.

***2. Waschen Sie sich regelmäßig die Hände***: 150 verschiedene Arten von Keimen kleben normalerweise an den Händen. Da man sich mit diesen ständig an Mund, Nase und Geschlechtsorgane greift, sind die eigenen Finger Hauptüberträger lästiger Infektionen. Reinigen Sie diese daher regelmäßig mit lauwarmem Wasser und Seife. Drei Minuten später sind die Hände zwar schon wieder so verkeimt wie ein burmesischer

Hühnerstall, doch reicht die Zeit, um gemütlich ein bisschen in der Nase zu bohren.

*3. Bleiben Sie großen Menschenmengen fern*: Bakterien, Viren und Pilze wären ohne willige Helfer nicht imstande, ihr teuflisches Werk zu verrichten. Erst die passive Masse trägt die Brut des Bösen weiter, macht ein ganzes Volk empfänglich für Grippe, Durchfall und Massenhysterie. Großkundgebungen, Aufmärsche und Fackelzüge sollten Sie daher meiden wie die Pest.

*4. Versäumen Sie keine Impfung*: Wer wirklich sein Immunsystem stärken möchte, kann dies per Impfung tun. Dabei werden abgeschwächte Erreger in den Körper gespritzt, worauf Abwehrzellen gegen diese mobil machen und im Ernstfall gewappnet sind. Super Sache – so wurden schon die Pocken ausgerottet und außerdem, äh ... sonst noch nichts. Das liegt aber auch an der notorischen Impfmüdigkeit, vor allem in Deutschland. Gewisse, äußerst selektiv kritische Mitbürger argwöhnen allerlei Verschwörerisches und Irrwitziges über das Impfen und halten sich und die Ihren deswegen davon fern. Zu den noch nachvollziehbarsten Ansichten gehört, dass die Immunität natürlich erworben werden müsse, also durch eine Infektion. Was ja grundsätzlich auch funktioniert, genau wie eine natürliche Geburt im Kuhstall, ganz ohne Arzt und Igelball, inklusive der damit verbundenen – natürlichen – Überlebenswahrscheinlichkeit. Die begrenzten Impferfolge liegen aber auch ein wenig in der Natur der Sache: Damit die Impfung Immunität erzeugen kann, muss das Immunsystem dem Eindringling überhaupt etwas entgegenzusetzen haben. Deshalb kann man gegen viele gefährliche Erreger, etwa das HI-Virus, nicht oder nur sehr unzureichend impfen. Nicht ohne Trotz empfehlen Mediziner daher, ausgleichenderweise immer dann zu impfen, wenn es nur geht. Dabei lässt sich bei manchen Infektionskrankheiten auch durch Verhaltensregeln effektiv vorbeugen: Auf die standardmäßige Hepatitis-B-Schutzimpfung bei Babys könnte man theoretisch auch verzichten, wenn die Kleinen von wahllosem ungeschützten Geschlechtsverkehr und Needlesharing absehen würden. Nebenwirkungen von Impfungen ließen sich so immerhin reduzieren. Solche sind zwar sehr selten, aber auch nicht auszuschließen. Die Schweinegrippe-Impfung steht beispielsweise im Verdacht, in wenigen Fällen die Schlafkrankheit Narkolepsie ausgelöst zu haben, was eine gewisse Impfmüdigkeit durchaus nachvollziehbar machen würde.

*KAPITEL 11*

# Gecheckt, gescreent, gefisted

## *Vorsorge beugt oft nicht vor*

Vorausschauendes und planendes Denken unterscheidet den Menschen vom Tier. Ackerbau, Bausparvertrag, Riester-Rente – da haben Tiere wenig mit am Hut, noch viel weniger mit Krankheitsprävention und Reihenuntersuchungen. Die Viecher leben in den lieben langen Tag hinein, ohne sich zu kümmern und zu sorgen, wofür es sie dann irgendwann kalt erwischt. Gut, den Menschen erwischt es auch, aber er kann sein besseres Wissen einsetzen, damit es nicht so kalt und bald geschehe. Der Mensch sorgt vor, vor allem sich.

Ich selber habe diesbezüglich mein Kontingent fürs Erste erfüllt, wie mir ärztlich sogar bescheinigt wurde. »Jetzt haben Sie erst mal Ruhe«, bekräftigte mein Arzt rückwirkend die Erfordernis der vollzogenen Inspektion und ihres unsäglichen Nachspiels. Ähnlich unterstützende Worte finden Automechaniker, wenn sie einem zur anstehenden TÜV-Untersuchung gerade für Hunderte von Euro alle Scheinwerfer ersetzt haben, weil ein Glas gesprungen war. (»Die gab es nur im Set, jetzt haben Sie aber erst mal Ruhe ...«)

Ruhe hatte ich vorher eigentlich auch gehabt. Grund, diese zu stören, bestand lediglich in meinem bereits mehrfach wiederholten 35. Geburtstag und dem Umstand, dass die Krankenkasse zu diesem Anlass einen Check-up springen lässt. Beginnender Abrieb und erste Zeichen drohender Krankheiten sollen so erkannt und möglichst abgewendet werden. Die Gewährleistung der eigenen Mängel wollte ich natürlich ungern verfallen lassen. Also hin zum Doktor, Blutdruck gemessen und Körperflüssigkeiten eingereicht.

Das Schönste an Arztbesuchen ist ja, wenn nichts ist: Wenn der Halbmensch in Weiß gerade jede nervöse Anspannung väterlich beiseitegeschoben hat. Wenn man danach auf die Straße tritt und sich für ein, zwei Stunden neu geboren und unverwundbar fühlt. Üblicherweise pflegt man seinem Körper gegenüber diese Mischhaltung aus Vertrauen und Ignoranz, die gesunde Langzeitbeziehungen ausmacht. Wer aber den Blick in den Abgrund wagt und die Prüfung besteht, der spürt wieder Schmetterlinge im Bauch, fühlt sich jung und auf null, wie einst im Mai.

Mit diesem flüchtigen Rausch lockt die Vorsorgeuntersuchung: Es ist ja nichts, also wird auch nichts sein. Hier besteht aber ein Interessenkonflikt. Die Krankenkassen bezahlen den Spaß nämlich gerade, *um* bestimmte Krankheiten in ihren Frühstadien zu finden, was auch vorkommt. Seit Ärzte die Reihenuntersuchungen durchführen, konnten sie mehr Krankheiten diagnostizieren – allerdings nicht mehr Leben retten. Es gibt nämlich beim Quer-durch-den-Garten-Gucken noch eine dritte, gar nicht so seltene Variante, von der in der Regel keiner was hat: Es wird *irgendwas* gefunden – etwa Blut im Urin, so wie bei mir.

Das klingt bereits dramatischer, als es war. Es handelte sich lediglich um einzelne rote Blutkörperchen, die irgendwie den Weg in den Urogenitaltrakt gefunden hatten, wo sie aber nichts zu suchen haben. Es sei denn, ein Tumor wuchert und blutet dort, die Nieren sind im Eimer oder eine hochnotpeinliche Infektion hat sich untenrum breitgemacht.

Möglichkeiten zwei und drei schieden gleich aus, da mich

alle anderen Werte entsprechend entlasteten. Blieben nur der Tumor und noch die Möglichkeit vier: Es hat halt irgendwie mal irgendwo bei irgendwas ein bisschen geblutet. Tumorverdacht muss man sich aber als Bündnisfall der diagnostischen Medizin vorstellen: kann niemand vor ausweichen.

Also auf zum Urologen. Der hält für solche Fragen eine Prozedur bereit, die den masochistisch veranlagten Connaisseur mit der Zunge schnalzen, Menschen ohne diagnosereife Obsession aber mit Fug und Recht erbleichen lässt: eine Blasenspiegelung. Einen Kameraschlauch durch die männliche Harnröhre in die Blase zu schieben, das sieht nicht nur aus, wie von Bret Easton Ellis und Hieronymus Bosch erdacht, es fühlt sich auch exakt so an.

Dagegen ist die berüchtigte Darmspiegelung was für Verklemmte, zumal es dabei vorab auch so eine Art Rape-Drug gibt, die einen bewusst-, wehr- und willenlos macht, derweil der Arzt einem mehrere Meter Endoskop sonstwo reinschiebt. Das ist längst Mainstream. Prominente wie Barbara Schöneberger, Verona Pooth und Wladimir Klitschko werben für die routinemäßige Koloskopie sogar im Netz: Dabei flippen und hotten die drei so richtig schön aufgekratzt aus und ab, offensichtlich total erlöst von der Gewissheit, in absehbarer Zeit an Darmkrebs schon mal nicht zu sterben: Schmetterlinge im Unterbauch pur.

So ging es mir nicht. Glücklicherweise fand der Spezialist zwar nichts, was mir absehbar an Nieren oder Kragen gehen würde. Doch eine Sorge loszuwerden, die man gar nicht gehabt hat, ist ein schales Vergnügen, erst recht wenn der dafür betriebene Aufwand Würde, Anstand und Geschlechtsidentifikation ins Wanken bringt und einen drei Tage nicht schmerzfrei pinkeln lässt.

Das hätte ich auch einfacher haben können, indem ich mich beispielsweise daran erfreut hätte, in nächster Zeit höchstwahrscheinlich nicht Kannibalen zum Opfer zu fallen oder nicht von Wladimir Klitschko endoskopiert zu werden. So passiert es ja leicht in der Präventionsmedizin: Man will ein Problem lösen und schafft bloß neue.

Ein weiteres gutes Beispiel dafür ist der sogenannte PSA-Test. Dieser kam vor etwa zwanzig Jahren auf und schien zunächst jenes Fachgebiet zu revolutionieren, in dem Vorbeugung noch wörtlich genommen wird: die Urologie. Bis dato nämlich erfolgte die Routinekontrolle auf Prostataveränderungen einzig durch den beherzten Griff des Facharztes, und zwar dorthin, wo – wie man so sagt – die Sonne bei manchem zwar raus-, aber nie reinscheint.

Da die Methode außerhalb von Gefängnisduschen aber nicht besonders beliebt und außerdem ungenau ist, glaubte die Fachwelt mit dem PSA-Test ein elegantes Diagnoseinstrument gefunden zu haben. PSA bedeutet Prostataspezifisches Antigen. Es handelt sich um ein Eiweiß, welches im Blut ansteigt, wenn Krebs in der Vorsteherdrüse wuchert. Man würde einfach Blut abnehmen und wüsste Bescheid.

Mittlerweile hat sich aber rausgestellt, dass der Test mehr verrät, als man wissen möchte. Das PSA geht nämlich auch bei mechanischer Belastung der Prostata an die Decke – beim Radfahren etwa oder beim Sex. Wer also mit dem Rad gekommen ist oder auch ohne, bei dem löst der Test leicht blinden Alarm aus.

Gut, solche Fälle lassen sich ja leicht klären. Und die Möglichkeit, dass es am Sex liegen könnte, gilt ab vierzig praktisch als vernachlässigbar. Doch findet der Test eben auch solche Tumore, die unentdeckt nie stören würden, sogenannten Haustier- oder treffender: Ostverwandten-Krebs.

Jeder dritte Fünfzigjährige trägt Krebszellen in der Feinripp spazieren, bei den Achtzigjährigen sind es schon achtzig Prozent. Der Großteil solcher Mini-Tumore macht nie

Probleme, denn sie wachsen langsam – zu langsam für einen Achtzigjährigen, dem die Gnade des nicht mehr allzu fernen Ablebens erteilt ist. Um zu erfahren, welche Gewächse doch noch den Tod zu Lebzeiten bedeuten könnten, müsste man die volle ärztliche Kunst ausschöpfen und abwarten.

So ein Vorgehen wird aber schnell als »unverantwortlich« und »fahrlässig« bewertet. Wer heute sehenden Auges Risiken eingeht, sitzt schnell bei Plasberg, Jauch oder Alexander Hold und muss sich rechtfertigen. »Muss denn immer erst etwas passieren?«, fragt dann ein engagiertes Publikum unter seinem eigenen Applaus.

Auch wenn der Umstand, dass »etwas passiert«, sozial nur noch schwer vermittelbar ist, so sollte man dennoch wissen, dass es eigene Risiken birgt, dem Schicksal vorzugreifen. Ein alltägliches Beispiel: Wer die Wettervorhersage beherzigt und sich aufgrund eines launigen Regenorakels für die 500 Meter zur S-Bahn ins Ölzeug wirft, der wird bei einem vielleicht mit fünfzigprozentiger Wahrscheinlichkeit tatsächlich eintretenden Regen nicht nass. Gleichfalls zu fünfzig Prozent läuft derjenige aber auch Gefahr, das ganze Zeug umsonst mitgeschleppt und angezogen zu haben. Möglicherweise riecht er dadurch streng, wenn er bei der Arbeit ankommt, und verbaut sich Karrierechancen. Zu hundert Prozent sieht er in der Kluft aus wie ein ostwestfälischer Rindsbesamer, was jenseits von Großenmarpe oder Herrentrup meist auch kaum goutiert wird.

Wer hingegen das läppische Morgengeschwätz in Funk und Fernsehen ignoriert und seine Kleiderwahl nach Geschmack, Anlass und dem Blick aus dem Fenster trifft, den überraschen vielleicht ein paar Tropfen, aber mitunter auch beruflicher Aufstieg oder dufte Begegnungen im öffentlichen Nahverkehr.

Mit Letzterem ist oft Essig, wenn die Prostata erst mal im

OP-Müll liegt. Jeder fünfte operierte Patient ist impotent nach dem Eingriff, mehr noch inkontinent – da überraschen einen dann mehr als nur ein paar Tropfen. Weil diese Nebenwirkungen der Therapie auch die Männer treffen, denen der Krebs keine Beschwerden bereitet hätte, muss man befürchten, dass die PSA-Reihenuntersuchung gesunder Männer auf Prostatakrebs mindestens genauso viel Schaden anrichtet wie abwendet. Experten gehen davon aus, dass statistisch für einen geretteten Patienten rund zwanzig unnötigerweise unters Messer kommen. Die stehen gewissermaßen für dessen Leben gerade – genaugenommen eben nicht mehr ganz so gerade.

Einer Erkrankung vorbeugen kann so ein Test ohnehin nicht, sondern bestenfalls eine solche früh erkennen. Wirklich vorbeugen zu einem gewissen Grad, ganz ohne sich dem Handlungszwang von Ärzten auszusetzen, geht anders. Wer die Prostata regelmäßig benutzt, senkt das Risiko, dort Krebs zu entwickeln. Soll heißen: Make love, not PSA-Screening. Masturbieren geht natürlich auch. Jeder Mann kann also Krebsvorsorge selbst in die Hand nehmen.

Eine ambivalente Angelegenheit ist auch Brustkrebsfrüherkennung. 18 000 Frauen sterben allein in Deutschland jedes Jahr am Mammakarzinom. Verständlich, dass man hofft, durch systematische Früherkennungsmaßnahmen diese Zahl zu drücken. Da aber die dazu eingesetzte Technik, die Mammographie, ungefähr so modern und treffsicher ist wie eine abgesägte Schrotflinte, richtet sie auch vergleichbaren Kollateralschaden an: Bis zu zehn Prozent der Tumore erfasst die Röntgenuntersuchung gar nicht, dafür erweisen sich neunzig Prozent der positiven Befunde als falsch. Für eine Frau, bei der durch eine Reihenuntersuchung rechtzeitig der Krebs entdeckt und behandelt wird, erhalten etwa zehn eine überflüssige Therapie, rund 200 werden wegen Verdachtsdiagnosen verschreckt und nachdiagnostiziert.

Dennoch würde kaum eine Patientin je auf die Idee kommen, dass sie eine Chemotherapie oder gar eine Brustamputation umsonst erlitten haben könnte. Einmal kann man es im Einzelfall nicht wissen, außerdem neigt der Mensch nicht gerade dazu, Entbehrungen in Frage zu stellen, zu denen er keine Alternative kennt: Je traumatischer eine medizinische Prozedur, je drückender die Hypothek aufs Eigenheim, je teurer der kalte Glibber im französischen Restaurant, umso mehr hat es sich im Nachhinein gefälligst auch gelohnt.

Für Konfusion sorgen aber auch die Mysterien der Prozentrechnung. Um 25 Prozent senke das Mammographie-Screening die Anzahl brustkrebsbedingter Todesfälle, kann man hier und da lesen, und es mag ja auch stimmen, wie einige Daten zeigen. Nur versteht es keiner, und es führt leicht zu einhundert Prozent in die Irre.

Die Anzahl boxender Litfaßsäulen namens Klitschko ist in den letzten zwanzig Jahren um einhundert Prozent angestiegen. Aber Verona Pooths Medienpräsenz nimmt lediglich um zwei bis drei Prozent zu, wenn man sie mal irgendetwas moderieren lässt. Was für konkrete Zahlen sich hinter solchen Angaben verbergen, bleibt der Eigenrecherche überlassen.

Um diese für das ernste Thema Brustkrebs abzukürzen: Sterben dank der Früherkennung unter 1000 Frauen nur drei statt vier, also eine weniger, macht das 25 Prozent.

Dass Patienten mit Statistik absichtlich beeindruckt und geblendet werden sollen, stimmt allerdings nicht. Wissenschaftliche Umfragen haben gezeigt, dass knapp fünfzig Prozent der Ärzte statistische Zahlen nicht richtig interpretieren können. Noch mal für Mediziner: Das ist fast die Hälfte.

So glauben beispielsweise tatsächlich viele, dass Früherkennung dann sinnvoll ist, wenn sie zu längeren Überlebenszeiten führt. Das liegt aber in der Natur der Sache: Wird die Diagnose eher gestellt, überlebt der Patient diese länger, ohne dass er dafür notwendigerweise länger lebt. Möglicherweise lebt er genauso lange und weiß bloß länger, dass er es nicht mehr lange tut. In so einem Fall versteht man zumindest, warum das Ganze Vorsorge heißt.

Wegkontrollieren lässt sich Krebs leider nicht. Bestenfalls kann man ihn früh erkennen, so dass unter Umständen die Heilungschancen größer sind. Bei schnell wachsenden Tumoren gelingt das nur durch glückliche Zufälle. Bei langsam wachsendem Krebs – etwa im Darm oder am Gebärmutterhals – fischen regelmäßige Reihenuntersuchungen solch günstige Stadien gelegentlich häufig heraus.

So gesehen hatte mein Arzt schon recht. Die versprochenen ruhigen Jahre bis zum nächsten Check kann ich mich nun in Selbstvergessenheit üben. Es könnte die letzte Gelegenheit sein. Denn in zehn Jahren habe ich bereits ein Alter erreicht, in dem Früherkennung zu einem Ritus mit promiskuitiven Zügen gerät: Darmspiegelung, Prostata-Check, Hautkrebsscreening – es warten intensive Erfahrungen. Aber da muss ich mir ja nicht schon vorher den Kopf drüber zerbrechen.

KAPITEL 12

# Sequenzierter Kaffeesatz

*Gendiagnosen verraten präzise, was werden könnte*

Wer wissen möchte, was die Zukunft bringt, kann Horoskope lesen, einen Terminator bauen, der durch die Zeit reist und nachsieht, oder man lässt sein gesamtes Erbgut analysieren. Klingt verrückt? Geht aber. Für gut 1000 Euro kann heute jeder nachschauen lassen, was Mutter Natur so geplant hat mit einem: Herzinfarkt mit 46 oder Schluckauf zum Sechzigsten? Etwas Zellmaterial durch die Sequenziermaschine gezogen und man weiß Bescheid – und zwar deutlich günstiger als mit dem Terminator und auch eine Spur exakter als per Horoskop.

2001 wurde der genetische Code des Menschen geknackt, jener Bauplan, der uns entstehen lässt, das Tutorial allen Seins und Werdens, das bis dato geheime Los des Lebens. Der Zellcode entscheidet nicht nur darüber, ob sein Träger blond oder brünett, groß oder klein, hochbegabt oder förderungsbedürftig gerät, sondern auch mit welchen Gebrechen er oder sie im Laufe der Zeit so zu rechnen haben wird. Denn die Gene legen auch individuelle Empfindlichkeiten und Sollbruchstellen an, etwa die Neigung, Bluthochdruck zu entwickeln oder schon morgens zu saufen. Nun, da sich der ganze geheime Plan vorlegen ließ, würde man daran zwar nichts ändern, wohl aber zumindest bewusst gegensteuern können: Sport treiben und die Flasche bis 16 Uhr zulassen.

Zugegeben: Für diese Konsequenzen wäre die ganze Forscherei eigentlich nicht nötig gewesen. Aber das Rätsel des Lebens musste einfach gelöst werden. Mittlerweile wissen Forscher allerdings, dass so schrecklich viel gar nicht dahintersteckt: Gerade mal 23 000 Gene hat der Mensch, etwas mehr als ein Fadenwurm. Dieser besteht eigentlich bloß aus einem beweglichen Darmrohr. Die meiste Information des weitgehend übereinstimmenden Erbmaterials beider Spezies geht folglich für Verdauungsapparat und Muskeln drauf. Dieses phylogenetische Erbe zeigt sich immer noch dann, wenn Menschen in Extremsituationen geraten, wie beim »All you can eat«-Büfett in einem Berliner Studentencafé sonntags um kurz vor 17 Uhr. Doch offenbar hat Homo sapiens durch nur ein paar Gene mehr einzigartige geistige und soziale Fähigkeiten entwickelt. Obwohl das Wurmerbe auch diese prägt, wie sich an verbreiteter Schleime-, Winde- und Arschkriecherei zeigt.

Doch bevor es ans Eingemachte geht, gilt es erst mal die wichtigsten Grundfragen zu klären: Was ist überhaupt ein Gen? Wie bestimmen Gene unser Leben? Und sind nicht auch unsere Politiker bloß ihre willfährigen Marionetten?

Die Strippen der Macht liegen tatsächlich im Zellkern. Dort windet sich ein langes Molekül namens Desoxyribonukleinsäure, DNS. In dem bilden kleinere Moleküle, sogenannte Purinbasen, korrespondierende Paare. Die Abfolge, in der das geschieht, buchstabiert einen Code, nach dem Eiweiße zusammengeschraubt werden. Diese können höhere Strukturen bilden: Enzyme, Zellen, Organe. Jede Informationseinheit auf der DNS, also eine charakteristische Abfolge von Basen, nennt man Gen. Gene entstehen aus Molekülsequenzen: Ordnung ist das ganze Leben.

Aus drei Milliarden solcher Basenpaare besteht der komplette Bauplan des Menschen. Viel ist das nicht. Das entspricht rechnerisch einer Speicherkapazität von maximal 750 Megabyte, der Datenmenge einer CD. Aufs iPhone könnte man sich komplette mittelständische Betriebe draufladen. Dann wären die Kollegen nicht nur ständig erreichbar, sondern direkt ausdruckbar.

Zurzeit allerdings arbeiten Genforscher noch an anderen Projekten. Wöchentlich entdecken sie neue Krankheitsgene, die beispielsweise Diabetes, Schizophrenie oder starke Ohrenschmalzbildung bedingen sollen, das heißt die Konstitution dazu. Je mehr Risikomerkmale bekannt sind, desto besser können Mediziner daraus individuelle Prognosen und Therapieempfehlungen ableiten. Etwa derart: »Sie wird wahrscheinlich der Schlag treffen. Gehen Sie viel spazieren – nicht, dass das helfen würde, aber wenn es Sie draußen erwischt, liegen Sie nicht tagelang in der Wohnung rum.« Oder: »Sie bekommen demnächst eine Depression. Halten Sie sich möglichst von Bahnstrecken, Brücken und Joni-Mitchell-Alben fern.«

Hält sich der Nutzwert solcher Ratschläge auch in Grenzen, so könnte Gendiagnostik für das Gesundheitswesen dennoch erhebliche Konsequenzen haben. Ärzte wären nicht mehr bloß Heiler, sondern auch Wahrsager, womit ihre lang geforderte mystische Transformation endlich vollzogen wäre. Der Doktor würde nicht mehr fragen: »Was für Beschwerden haben Sie?«, sondern: »Wie wollen wir Ihre kommenden Beschwerden durchgehen, alphabetisch oder nach Schmerzintensität?« Private Krankenkassen bräuchten ihre Versichertenbeiträge nicht mehr anhand so vager Risikomerkmale wie Alter und Vorerkrankungen kalkulieren, sondern könnten höchst individuell ganz konkrete Kostenvoranschläge machen. Charmant daran wäre, dass man dafür eigentlich keine Versicherung mehr bräuchte.

Allerdings fallen die Vorhersagen bislang noch nicht so

präzise wie gewünscht aus – in den allermeisten Fällen noch nicht mal so präzise wie gewürfelt. Große Ausnahme: Krankheiten, die durch Defekte auf einzelnen Genen entstehen und so nach dem Alles-oder-nichts-Prinzip vererbt werden, wie etwa die Bluterkrankheit. Um das Wesen solcher »Erbkrankheiten« wussten Mediziner aber auch schon vor der Gensequenzierung, und zwar durch aufmerksames Studieren der übersichtlichen Stammbäume derer von Sodom und Inzest.

Normalerweise aber macht ein Gen nicht bloß eine Sache – oder eine Sache falsch. Die Komplexität des menschlichen Organismus kommt gerade erst dadurch zustande, dass einzelne Gene oft an vielen Produkten und Reaktionen beteiligt sind, dass sie miteinander wirken, einander hemmen und aktivieren. Zusätzliche Verwirrung entsteht dadurch, dass man diese ganzen Interaktionen überhaupt erst ansatzweise begriffen hat.

Wenn die Purinbasen die Buchstaben des genetischen Codes sind, dann stellen Gene gewissermaßen seine Worte dar. Die können unter Umständen schon eine sehr starke Bedeutsamkeit aufweisen, was dann ihren Determinationscharakter erklärt – analog gelingt auch kein schöner Satz mehr, wenn in ihm Ausdrücke wie »Blitzkrieg«, »Penisbruch« oder »Okidoki« vorkommen.

Aber genau wie die meisten Wörter lassen viele Gene unterschiedliche Aussagen zu, je nach Kombination und Kontext. Ein Sex-Gen ist bekanntlich was ganz anderes als Gähn-Sex. Umgekehrt hängen komplexe Körperfunktionen wie der Blutdruck oder die Intelligenz nicht nur von einem Gen ab, sondern von diversen, die wiederum noch ganz andere Sachen machen. Sauber getrennt sind die Zuständigkeiten selten. Wie sich ein Gen also insgesamt auswirkt, ist schwer vorhersagbar. So könnte es zum Beispiel sein, dass eine Variante, die Fettleibigkeit begünstigt, gleichzeitig vor Psychosen schützt. Was ist nun besser? Für zwei essen oder für zwei sprechen? Hängt halt auch davon ab, ob man in Sulzbach-Rosenberg oder Haight-Ashbury lebt.

Das zeigt: Äußere Bedingungen spielen eine entscheidende Rolle. Denn selbstverständlich haben auch Umwelt und Kultur großen Einfluss auf die menschliche Natur, darauf wie sich genetische Anlagen auswirken und überhaupt erst bilden. Ohne den Umweltfaktor »Ursuppe« wären Gene überhaupt nie entstanden. Ohne die folgenden Kontinentalplattenverschiebungen, Erderwärmungen und -abkühlungen, ohne ökologischen Wettstreit und Völkerwanderungen hätten sie sich nicht angepasst und zu ihrem aktuellen menschlichen Muster geformt. Ohne Schoko-Bons und Maxi-Bruzzler wären einige von ihnen keine Krankheitsgene.

Wie genetische Dispositionen erst durch Lebensbedingungen pathologisch werden, lässt sich aktuell in der Südsee studieren. Seit es auch auf Tonga oder Bora Bora Fastfood und überzuckerte Industrienahrung gibt, leidet dort fast jeder zweite Erwachsene unter Übergewicht und Diabetes. Der Grund: Das Jahrtausende währende Inselleben stellte den Energiehaushalt der Menschen auf Fisch und Obst ein. Zudem führte der übersichtliche lokale Heiratsmarkt dazu, dass diese Anlagen nicht übermäßig verwässert wurden. Die noch vor Jahrzehnten an die besonderen Umstände perfekt angepassten Futterverwerter geraten nun zu chronisch kranken Makronesiern.

Für solcherlei Altlast in den Anlagen gibt es auch bei uns genug Beispiele. Warum verbringen vielbeschäftigte Menschen ihre knappe Freizeit damit, ohne ersichtlichen Grund in Grünanlagen rumzulaufen? Weil die Gene Beine, Kreislauf und Stoffwechsel nun mal nicht zum Rumsitzen gemacht haben. Wieso werden selbst dann Freunde kontaktiert, wenn man es doch vorzieht, depriviert, isoliert und in Jogginghose tagelang vor dem Bildschirm zu sitzen? Weil wir nun mal dem Impuls zur Herdenbildung folgen, auch wenn dieser nur darin besteht, einen Button zu drücken.

Zeitgemäßer wären Erbanlagen, die Split-Brain-Funktionen einrichten. Damit könnte man endlich gleichzeitig networken, schlafen und ganz bei sich sein. Moderne Gesundheitsgene, die den Namen auch verdienten, würden Dieselruß zu Omega-3-Fettsäuren verstoffwechseln oder Achselschweiß zu CK Obsession pour homme beziehungsweise zu Contradiction woman, die Biologie macht da ja immer noch diese Geschlechtsunterschiede.

Daran wird deutlich: Genau wie die Gene ein Abdruck ihrer Umgebung sind, ist die Umwelt ein Ergebnis von biologischen Anlagen. Biologie bedingt Kultur, genau wie Inzucht den Adel. Kein Pyramidenbau, kein Wohltemperiertes Klavier, kein Sonderbeauftragter für Transgender-Integration ohne Proteinbiosynthese. Die notorische Frage, ob irgendwas die Umwelt oder die Biologie mache, ist in etwa so zielführend, wie darüber zu grübeln, ob ein Segelschiff nun dank des Segels oder des Windes fährt.

Um im Bild zu bleiben, können Genanalysen in den allermeisten Fällen lediglich prognostizieren, wie viel langsamer ein Schiff im Hafen ankommt, wenn sein Segel beispielsweise zehn Prozent kleiner ist: Kommt halt ganz drauf an. Unter Umständen gelangt es sogar besser übers Meer als der schnittige Viermaster, der mit voller Takelage ins Treibeis hackt. Das zeigt: Mutationen können vor den Folgen des Klimawandels schützen.

Was Wissenschaftler gegenwärtig über die Verbindung bestimmter Genvarianten mit dem Auftreten von Krankheiten wissen, basiert überwiegend auf Assoziationen: Rein statistisch tritt eben das eine oder andere Muster häufig bei gewissen Leiden auf. Beispiel Demenz: Eine Variante des sogenannten ApoE-Gens lässt sich bei dreißig Prozent aller Alzheimer-Patienten finden, bei Gesunden hingegen nur in zehn Prozent der Fälle. Offenbar erhöht diese Mutation das Erkrankungsrisiko um das Dreifache. Ob man aber als deren Träger zu den zehn Prozent gehört, die diesen Umstand genauso gut vergessen können oder jenen dreißig, die es garantiert vergessen werden, zeigt sich nach wie vor erst dann, wenn man Prozentrechnung nicht mehr von Malefiz unterscheiden kann.

Bei den allermeisten Krankheiten liegen die genetischen Zusammenhänge also noch zu tief im Unklaren, als dass sich aus ihnen konkrete Schlüsse und Empfehlungen ableiten ließen – was aber natürlich nicht bedeutet, dass es nicht trotzdem getan würde. Über das Internet bieten verschiedene Firmen an, genetische Profile zu erstellen. Für etwa 500 Dollar kann der Kunde zum Beispiel erfahren, ob sein Risiko, bis zum siebzigsten Geburtstag Diabetes zu bekommen, bei 18 oder 25 Prozent liegt.

Was bedeutet das? Dass derjenige im günstigsten Fall später krank wird oder weniger doll? Dass er ein Viertel mehr Kalorien vertilgen darf? Dass er keine Ahnung von Statistik hat und sich hat verarschen lassen?

Unlängst konnte man lesen, dass ein Gen-Check-Unternehmen die Proben von 96 Kunden vertauscht hat. Da wurden also einigen Leuten Krankheiten versprochen, die sie nun vielleicht nie kriegen werden – oder auch doch. Denn ob die Vorhersagen dadurch ungenauer geworden wären, hätte man mal – quasi doppelblind randomisiert – abwarten können. Das ist bekanntlich seit Jahrtausenden immer noch die beste Bedingung, um verlässliche Aussagen über den Gesundheitszustand zu kriegen.

*KAPITEL 13*

# Love me gender

***Wer gesund und lange leben will, wird am besten Frau – oder bleibt es***

Wer meint, in Deutschland sei die Emanzipation der Frau mit gleichen Bürgerrechten, sexueller Selbstbestimmung und einer weiblichen Alleinherrscherin ja eigentlich längst vollzogen, liegt daneben. Lässt man nur die letzten Jahre Revue passieren, stellt man fest, was sich alles noch tut: Frauen dienen bei der Bundeswehr. Sie werden Fußballweltmeisterinnen. Sie können mittlerweile ganz selbstverständlich zu Junggesellinnenabschieden durch Erlebnisgastronomien marodieren und endlich Bestseller-Romane über ihre Hämorrhoiden schreiben.

Trotz solcher Fortschritte sind die Rollenverhältnisse der Geschlechter aber immer noch ungleich. Vorstandsetagen gelten nach wie vor als Männerdomizile. Da haben Frauen es schwer, reinzukommen, so lange sie keinen frischen Kaffee mitbringen. Spitzengehälter im Fußball bekommen nur die Männer, obwohl die immer im Halbfinale rausfliegen.

Auch in der Medizin werden zwischen Mann und Frau allzu oft immer noch Unterschiede gemacht. Schon klar, in der Prostata-Klinik haben Frauen naturgemäß nichts verloren und zu verlieren. Dafür gebührt ihnen mit der Gynäkologie immerhin ein eigenes Fachgebiet (einen »Männerarzt« im engeren Sinne gibt es nicht: Urologen beschäftigen sich mit den sogenannten ableitenden Harnwegen, unabhängig von deren Geschlechtsidentifikation). Jenseits ihrer klassischen Rolle als Gebärende aber werden Frauen in der Medizin häufig benachteiligt.

Studien haben gezeigt, dass sie bei einem Herzinfarkt langsamer und weniger kunstgerecht behandelt werden als Männer. Viele Mediziner denken eben immer noch in althergebrachten Rollenklischees: Herzschmerz bei Frauen liegt an zu viel Pilcher und Kuschelrock. Ein echter Infarkt ist was für Männer – für rauchende, saufende und konzernleitende Alphatiere. Dass aber Frauen beim Rauchen, Saufen und Konzernleiten den Herren heute in nichts mehr nachstehen, wird bei ihrer Gefäßsituation noch zu wenig berücksichtigt.

Um solche Dinge geradezurücken, gibt es neuerdings das Forschungsgebiet der Gender-Medizin. »Gender« ist neudeutsch und bedeutet »soziales Geschlecht« im Gegensatz zu »Sex«, dem »biologischen Geschlecht«. Ein wichtiger Unterschied, der bislang in Ermangelung geeigneten Vokabulars nicht ausreichend gemacht wurde. Denn das Bild von Frau und Mann ist stark kulturgeprägt. Die Mehrheit meint eben nach wie vor, dass Frauenherzen lieber erobert als katheterisiert werden wollen. Mit der biologischen Realität hat das aber nichts zu tun.

Mit derlei Projektionen machen es sich die Herren allerdings auch oft selber schwer. Um nicht ihr Image vom »starken Mann« zu zerkratzen, wenden sie eine leider oft fatale Strategie an und meiden medizinische Realitätschecks einfach komplett. Stattdessen erklärt man körperliche Veränderungen mit einem »momentanen Formtief« und beruft sich auf die »super Werte«, die man zuletzt hatte – bei der Musterung 1978. Möglicherweise ist das auch der Grund dafür, dass Männer bei genanntem Notfall schneller Hilfe bekommen. Wenn die nämlich japsend, gurgelnd und eingenässt in die

Rettungsstelle kommen, kann man ziemlich sicher sein, dass sie jetzt nicht nur reden oder einfach mal in den Arm genommen werden wollen.

Andererseits: Ist der Schaden einmal benannt, schlüpfen Männer in die Veteranenrolle und leiden mit überproportionalem Gestus: Die Bypass-Narbe schwillt zur Mensur auf der Brust des Versehrten. Herzmedikation und Koronarsport bestimmen fortan die Familienchronik. Kein Treppenabsatz wird mehr bezwungen, ohne dass gepresste Lippen tonlos vom Schmerz des Davongekommenen klagen: »Nichts wird jemals wieder so sein wie vorher ...« – was alle Beteiligten bestätigen können.

Frauen agieren da weit weniger melodramatisch, was ihnen zum Nachteil gerät. Da kann die Lunge bereits blubbern wie ein Whirlpool: Weibliche Patienten müssen trotzdem noch schnell Haushalt, Job und Familie zu Ende multitasken und möchten außerdem dem Herrn oder der Frau Doktor nicht unnötig viel Arbeit machen. Bescheidene Zurückhaltung ist in der Hochleistungsmedizin aber die falsche Strategie. Da bedarf es maskuliner Ellbogenmentalität, um einen Termin noch zu Lebzeiten zu bekommen – vor allem wenn diese im Begriff ist, gerade abzulaufen.

In anderen Lebensbereichen wird solchen Asymmetrien aktiv mit einigem Erfolg gegengesteuert, per Quote. Etwa bei der Kriminalpolizei: Auf jeden knallharten Action-Cop kommt hier immer hübsch regelmäßig und gleichberechtigt eine toughe Powerfrau. Nicht im wirklichen Leben, da machen leitende Kommissarinnen gerade mal einen Anteil von gut drei Prozent aus, sondern im Tatort: Charlotte Lindholm, Eva Saalfeld, Sarah Brandt – lauter selbstbewusste, eigenständige und vor allem geile Weiber dank ARD-Quote.

Im Patientengut aber wäre so eine Vorauswahl problematisch. Erstens würde es dann auf Visite zugehen wie bei

Brinkmanns auf dem Sofa. Zweitens kommt es in der Klinik schließlich auf reale Bedürfnisse und Voraussetzungen an. Und solche – das haben Gender-Mediziner herausgekriegt – unterscheiden sich bei Frau und Mann. Sie gingen nämlich der Schieflage bei der Herzversorgung nach und kamen zu folgendem Ergebnis: Bei Frauen äußern sich Herzinfarkte häufiger »untypisch« – etwa mit Bauchbeschwerden, was leicht zu Fehldiagnosen führt, hat man als Arzt doch oft nur das »typische« männliche Krankheitsbild im Sinn, das von operngleichen Symptomen wie Brustenge, Atemnot und »Vernichtungsschmerz« geprägt ist.

Außerdem kam raus, dass der weibliche Körper Medikamente anders verstoffwechselt, so dass diese stets latent fehldosiert sind, wenn man ihnen unkritisch das »Herrengedeck« an Blutverdünnern, Fett- und Blutdrucksenkern auffährt. Die Benachteiligung von Frauen in der Medizin besteht also vor allem in ihrer Gleichbehandlung. Da wäre man ohne Gendermedizin vermutlich nicht drauf gekommen.

Allerdings häufen sich schon seit geraumer Zeit Forschungsergebnisse, die annehmen lassen, dass es zwischen Frau und Mann gewisse körperliche Unterschiede gibt. Das fängt schon im Kopf an. Das weibliche Gehirn ist im Schnitt 100 Gramm leichter, kann aber viel mehr – zumindest gleichzeitig. So sollen Frauen beispielsweise in der Lage sein, parallel Fernsehen zu gucken, mit ihrer Mutter zu telefonieren und Sex zu haben.

Oder auch: Nach Mutter gucken, einen Fernseher haben und am Telefon rumstöhnen. Man kennt das ja aus heiteren Kinofilmen, in denen immer so dicke, schrullige oder sonst wie komische Brüche erzeugende Frauen in prekärer Finanzlage sich nicht mehr anders zu helfen wissen, als Telefonsex anzubieten und dabei Staub zu saugen oder Illustrierte zu lesen. So ein Plot wäre mit Männern nicht glaubhaft. Wenn die an Sex denken, können sie einen Staubsauger nicht mehr von ihrer rechten Hand unterscheiden.

Das Metier maskuliner Geisteskraft ist da eher die Tiefe des Raums. Karte lesen, rückwärts einparken, allein zum Klo und wieder zurück finden – Männer können das. Fachleute wie das Ehepaar Pease oder Mario Barth haben darüber umfangreich referiert.

Angeblich soll das Jahrtausende währende Training des Jagens und Sammelns beim Mann sein räumliches Denken derart geschult haben, und zwar mit den rüden pädagogischen Methoden der Evolution. Denn wer dereinst vom Jagdausflug nicht mehr nach Hause fand, der war nicht bloß beruflich gescheitert, sondern auch biologisch: Man diente noch als Wegzehrung des ubiquitären Wildgetiers, hatte aber keine Gelegenheit mehr, seinen defizitären Orientierungssinn irgendwie weiterzuvererben. Wem es hingegen gelang, mit fetter Beute wieder nach Hause zu kommen, dem winkten die Freuden der Arterhaltung.

Vorteil dieser Theorie ist, dass sie so schön plausibel klingt. Ihr Nachteil: Es lebt heute niemand mehr, der sie bestätigen könnte. Deswegen glauben viele, nicht die Evolution, sondern die Gesellschaft habe Wesensunterschiede zwischen Frau und Mann geprägt. So würde bei der Erziehung von Jungen automatisch mehr Selbständigkeit gefördert und damit ihr Orientierungssinn geschärft. Vorteil dieser Theorie: Man kann mit ihr ein solventes Dasein als Leitartikler und Talkshowgast fristen. Nachteil: Unklar bleibt, wo das geheime Geländetraining nur für Jungs stattfindet und wann genau »die Gesellschaft« beschlossen hat, Frauen fortan nur so viel Orientierung anzulernen, dass sie von der Küche in den Kreißsaal und zurückfinden. Das Ganze liegt vermutlich auch schon sehr lange zurück. War wohl eine Jagdgesellschaft. Genau weiß es niemand.

Messbar ist zumindest Folgendes: Während sich der Grundbauplan weiblicher und männlicher Körper tatsächlich nicht wesentlich unterscheidet, sieht man mal von den Geschlechtsorganen ab – und selbst hier gibt es mehr Annäherung, als vielen lieb sein kann –, trennen ihre Hormonhaushalte Welten. Östrogene machen aus Frauen die liebreizenden, harmoniebegabten und sensitiven Wesen, die sie die längste Zeit des Monats sind – bis ebendiese Wunderstoffe etwa alle dreißig Tage eine kurze Auszeit nehmen. Dann kommt es zu Metamorphosen wie in der griechischen Mythologie, und Frauen verwandeln sich in unberechenbare und übellaunige Sofasirenen, deren bloßer Blick einen den Müll runterbringen lässt.

Männer hingegen stehen unter dem zweifelhaften Einfluss von Testosteron, einem Hormon, das Gott offenbar erfunden hat, als er nach sieben Tagen Genesis einen draufmachen wollte: Das Zeug macht stark, risikofreudig und geil – und leitet einen im Schutz der Morgendämmerung sicher und schnell nach Hause. Psychologische Untersuchungen haben nämlich gezeigt, dass räumliches Denken besser funktioniert, wenn ordentlich Testosteron im Blut schwimmt. Der Hormonspiegel liegt bei Männern etwa zehnmal höher als bei Frauen und ist morgens höher als abends. Dabei handelt es sich um eine weitere sinnvolle Einrichtung der Natur, die sicherstellt, dass nächtlicher Herrenbesuch möglichst vor dem Frühstück auch alleine wieder rausfindet.

Das führt nur leider zwangsläufig zu promiskem Verhalten. Der männliche Fortpflanzungsauftrag ist ja ohnehin relativ kurz gefasst: Kino – Begatten – Vorschlagen, es erst mal nicht zu überstürzen. Testosteron fördert seine stringente Ausführung, um den Ausführenden schnell wieder für ganz neue Aufgaben zu wappnen. Im Extremfall kann das gar zu Sexsucht führen, so wie angeblich bei Tiger Woods. Diese

Sicht der Dinge ist allerdings relativ neu. Noch zu Zeiten von Bumm-Bumm-Boris und Kaiser Franz galt im männlichen Sinne als erfolgreich, wer die Trophäen nur so stapelte.

Für Sportler macht das krasse Zeug aber sowieso einen besonderen Reiz aus, denn es schärft nicht nur Libido und Orientierungssinn, sondern stählt auch Muskeln und Ausdauer. Im Sozialismus, wo Frauen ja bekanntermaßen stärker gleichberechtigt waren, verabreichte man es daher auch Athletinnen in sportlichem Ausmaß. Die konnten darauf nicht nur schneller laufen, sondern endlich auch im Chor der Donkosaken mitsingen.

Mittlerweile hat dieser Abbau von Geschlechterklischees aber einen Rückschlag erlitten, denn Testosteron erhöht nicht nur die Risikobereitschaft, sondern auch diverse Risiken. Es begünstigt Arteriosklerose, Krebswachstum sowie Aggressivität und Selbstüberschätzung – alles Gründe für vorzeitiges Ableben. Dass Männer durchschnittlich fünf Jahre eher das Zeitliche segnen, soll maßgeblich an diesem Hormon liegen. Offenbar beflügelt seine stoffwechselanregende Wirkung auch Krankheitsprozesse. Selbst Mönche, die von ihrem Testosteronhaushalt ja kaum Gebrauch machen, leben im Schnitt immer noch ein Jahr kürzer als Nonnen.

Als besonders gefährlich aber erweisen sich die Auswirkungen des Hormons auf das Verhalten. Denn vor allem in der Blüte ihrer Keimdrüsen – zwischen zwanzig und vierzig – befinden Männer sich in höherer Lebensgefahr als Frauen: Neunzig Prozent aller tödlichen Arbeitsunfälle passieren Männern – was natürlich auch daran liegt, dass Frauen nach wie vor nicht nur im Vorstand der Deutschen Bank unterrepräsentiert sind, sondern auch im Bergbau, dem Kanalinstallationsgewerbe sowie im Drogen-, Menschen- und Waffenhandel. Demzufolge stellt auch der Strafvollzug immer noch eine Männerdomäne dar: 96 Prozent aller Knastinsassen sind

Männer. Doch bevor man voreilige biologistische Schlüsse zieht, müsste man erst mal diskutieren und untersuchen, ob nicht vielleicht »gläserne Decken« in unserem Rechtssystem die Schieflage bedingen. Müssen Frauen etwa besonders grausam meucheln, um ernst genommen zu werden?

Es scheint manchmal so. Spiegel online fand es unlängst berichtenswert, wie Frauen in kongoeplesischen Rebellentrupps plündernder- und mordenderweise ihre »festgeschriebene Rolle« ablegen. Man fragt sich schon, ob derart martialische Mittel noch den emanzipatorischen Zweck heiligen. Immerhin lässt sich aber in der Dschungel-Miliz Job und Kinderbetreuung perfekt vereinbaren.

KAPITEL 14

# Das Auge ist mit krank

***Bildgebende Diagnostik kann den Blick fürs Wesentliche trüben***

»Mein Haus, mein Auto, meine Lendenwirbelsäule.« Erfolg definiert sich bekanntlich durch das, was man »am Ende des Tages« sehen und anfassen kann. Die Medizin macht da keine Ausnahme, auch was den Gebrauch peinlicher Amerikanismen angeht: Für Benefit und gutes Outcome müssen Ärzte sich schließlich auf handfeste Befunde und klare Bilder verlassen können. Und auch Patienten haben gern schwarz auf weiß, wie es ihnen geht. Da schaffen Röntgen, Computer- und Kernspintomographie, sogenannte bildgebende Verfahren, die nötige Sicherheit.

Dass solche allerdings stets auf Kosten der Freiheit geht, wird nirgends so spürbar wie im Kernspin- oder auch Magnetresonanztomographen (MRT). Wie lebendig begraben liegt man in der engen, tonnenschweren und lärmenden Röhre und kann sich eine halbe Stunde als »Ka-Leu« in Wolfgang Petersens »Boot« fühlen.

Für Menschen mit Klaustrophobie, empfindlichem Gehör oder Verschüttungserfahrungen eignet sich die Untersuchung nicht besonders, wohl aber um einen Haufen anderer medizinischer Probleme sicher abzuklären. Vor allem weiche Gewebe bildet die MRT in nahezu fotografischer Qualität ab – keine Organschwäche, die nicht bloßgestellt, kein Bandscheibenvorfall, der nicht belangt werden könnte.

Zu welcher oder wessen Sicherheit das Ganze stattfindet, wird hingegen auf den ersten Blick nicht immer so deutlich. Auf der Suche nach Knorpel- oder Hirndegeneration bestätigt der Apparat die ärztliche Erfahrung, dass der Körper innen genauso alt und fertig ist wie außen. Und ein ans Licht geführter Bandscheibenvorfall dokumentiert meist auch bloß das, was man schon wusste: Da zwickt was.

Oft trägt es sich in etwa wie folgt zu.

**PATIENT:** »Herr Doktor, mein Rücken schmerzt wie verrückt. Das muss ein Bandscheibenvorfall sein.«

**ARZT:** »Wahrscheinlich ist es ein Bandscheibenvorfall. Da machen wir erst mal eine MRT.«

*(Schnitt)*

**PATIENT:** »Und, ist es ein Bandscheibenvorfall?«

**ARZT:** »Sie haben einen Bandscheibenvorfall.«

Wer das für eine groteske Theaterparabel auf die dysfunktionale Selbstbespiegelung moderner Kommunikationsmuster hält, kennt nur die halbe Wahrheit und die Pointe nicht: Ob die Beschwerden überhaupt irgendetwas mit dem vorwitzigen Rückenknorpel zu tun haben, offenbart die Maschine nämlich nicht. Studien haben gezeigt, dass Rückenschmerzen ohne Bandscheibenvorfall genauso auftreten wie Bandscheibenvorfälle ohne Rückenschmerzen, dass das eine mit dem anderen also so viel zu tun hat wie Weihnachten mit Schnee.

Zielführender, billiger und einfacher wäre im geschilderten Fall die Diagnose gewesen: »Sie haben Rückenschmerzen.« Aber wer traut schon Gefühlen, wenn es Bilder gibt?

Die Macht der Bilder bestimmt unser Leben, nicht nur in der Medizin: Einen Urlaub, den man nicht damit verbracht hat, jeden Busch zu fotografieren, hat man nicht gemacht. Hochzeiten gelten praktisch erst als vollzogen, wenn sie komplett durchgefilmt wurden. Und wie soll ein Vollrausch inklusive sanitärer Entgleisungen anders in launiger Erinnerung bleiben, als hochaufgelöst auf Facebook?

Selbst große Themen der Zeit finden überhaupt nur statt, wenn es Bilder dazu gibt. Was wird wohl öfter im Netz angeklickt: »Operationales Deleveraging von Constant Maturity Swaps« oder »süße Tierbabys«? Was wird von der Finanzkrise in Erinnerung bleiben: Verstiegene Zins- und Wahrscheinlichkeitsrechnungen, die nicht aufgingen, oder die Rehaugen von Anja Kohl?

Das Auge *ist* nun mal mit: Deshalb sind Rückenschmerzen eben auch erst dann so richtig echt, wenn es was zu gucken gibt. Obwohl die Schmerzen als solche ja gar nicht zu sehen sind, genauso wenig wie Erholung, Liebe oder Schuldner-Bonität.

Oder doch?

Weil die Kernspintomographie das Kontur-, Tiefen- und Rattenschärfste ist, was die Medizin zu bieten hat, zeigt sie mittlerweile auch schon Empfindungen, Gedanken und Meinungsbilder in schonungsloser Offenheit. Das funktioniert so: Der Tomograph zeichnet nicht nur Strukturen auf, sondern auch den Blutfluss im Gehirn. Von dem lässt sich auf die Aktivität der Nerven umkehrschließen, weil ohne Blut im Gehirn nämlich gar nichts läuft. Diese Nervenaktivität verortet der Kernspintomograph gleich noch mit, woraus sich topographische Aktivitätsmuster ergeben, die als leuchtende Felder im Hirnschnitt erscheinen. Die Muster gelten als charakteristisch für bestimmte Hirnprozesse. Man kann ihnen also ansehen, ob jemand träumt, lügt oder gerade an Essen oder Sex denkt.

Die Methode beruht auf folgender Alltagserfahrung: Lauert man nachts vor einem Wohnhaus mit bekanntem Grundriss, lässt sich aus der Beleuchtungsverteilung auf die Aktivität im Haus schließen: Fernsehgeflacker im Wohnzimmer lässt andere Schlüsse zu als Rotlicht im Hobbykeller. Doch Vorsicht vor allzu schnellen Interpretationen. Möglicherweise entwickelt da jemand im Keller bloß alte Filme – Buschimpressionen von 1987 –, während oben zwei das Wort zum Sonntag für einen kleinen Sofa-Bolero nutzen.

Diesem Problem zur Abhilfe kommt die Statistik ins Spiel. Liegt man lang genug auf der Lauer und bespitzelt fremde Leute, kann man Regeln registrieren, aus denen sich ableiten lässt, wonach was aussieht: Steht der Kombi vom Rohrverleger jede Mittagspause vor der Tür, denkt die Hausfrau derweil vermutlich nicht ans Essen.

Bleibt dennoch ein Problem. Was im Zwielicht abgründiger Bausparer-Ghettos vor sich geht, ist hinlänglich bekannt, nicht aber welche Gedanken mit »Leuchten« im orbitofrontalen Cortex einhergehen. Um diese »Black-Box« zu lüften, haben MRT-Forscher eine ganz besondere Technik entwickelt: Sie fragen ihre Probanden oder schreiben ihnen Denkaufgaben vor, während der Versuch läuft. Genial, vor allem weil so das Gedankenlesen zur Not auch ohne MRT funktioniert.

Gut, das ist alles bloß Forschung. Doch auch in der alltäglichen Routine stehen sich Befund und Fragestellung leicht mal hilflos gegenüber, wie das genannte Bandscheibenbeispiel deutlich macht. Jede Antwort kann eben nur so erhellend sein, wie es die Frage zulässt. Wer nicht weiß, was zu suchen ist, wird auch nicht finden.

Sicher und super am Kernspin ist allerdings, dass das Verfahren sparsam mit Nebenwirkungen umgeht. Seine gezeitenstarken Magnetfelder mögen das »Energieflussgleichgewicht« stören und Chakren-Herpes auslösen, aber verglichen mit den Effekten der Röntgenstrahlung rangiert das unter Lachseminar.

Dass die energiereiche »X-Strahlung« auf magische Weise zwar den Körper durchleuchtet, aber auch ganz schön zerstörerisch sein kann, erfuhr bereits ihr Entdecker Wilhelm Conrad Röntgen, genauer die ersten Probanden seiner Erfindung. Ließen die ihre Knochen nur oft genug röntgen, sahen die Gliedmaßen irgendwann aus, als wäre ihr Inneres nicht mit Strahlen transparent gemacht worden, sondern mit dem Schraubenzieher.

Das waren allerdings auch Geräte, aus denen es beim Shooting noch blau blitzte. Heute kommen Röntgenaufnahmen mit weit weniger Strahlenbelastung aus. Dafür werden aber auch weit mehr gemacht. Beim Zahnarzt gibt es Kieferaufnahmen als Begrüßungsritual, und im Krankenhaus kann es vorkommen, dass man zwar lange keinen Arzt zu Gesicht, aber garantiert sofort einen »Röntgen-Thorax« verpasst kriegt. Diese Tradition hat sich aus dunklen Zeiten gehalten, als noch so ziemlich jeder Tuberkuloseherde in der Lunge beherbergte. Trotz Rücklauf der Tuberkulose hat sich in den vergangenen Jahrzehnten die jährliche Strahlenbelastung pro Bundesbürger verdoppelt, allein durch medizinische Untersuchungen. Das hat noch keine Open-House-Party in einem Reaktor »sowjetischer Bauart« geschafft.

Ganz klar: Röntgen muss sein. Wenn Knochen entzweit sind, die Luft knapp wird oder der Chirurg im Begriff ist, seine Messer zu schwingen, will man wissen, wie es vor Ort aussieht. Der Blick ins Innerste liefert Informationen, die Leben retten können. Sollten sie allerdings auch, damit die Sache nicht zur fahrlässigen Körperverletzung gerät. Hochrechnungen haben ergeben, dass allein in Deutschland durch medizinische Strahlenexposition im Jahr gut 2000 Menschen Krebs bekommen. Die Zahl basiert zwar nur auf Rechenmodellen, allerdings – muss man den Freunden der bildgebenden Schmerzdiagnostik entgegnen – wenigstens das.

Einen wesentlichen Anteil der Strahlenlast teilt die Computertomographie (CT) aus. Bei diesem Verfahren werden viele Röntgenaufnahmen gemacht, die ein Computer dann zu anatomisch korrekten Schnittbildern zusammensetzt. Wie gesagt: tolle Sache, wenn es darum geht, innere Verletzungen oder Tumore zu suchen – aber mit Bedacht einzusetzen. Bei einer CT kriegt der Patient leicht die Strahlendosis von fünfzig normalen Röntgenaufnahmen ab, von denen übrigens das kumulative Begrüßungsröntgen, Transatlantikflüge, die Radonstrahlung im Schwarzwald und alles, was sonst noch so als Beruhigungsreferenz angeführt wird, nicht abgeht.

Was viele nicht ahnen: Saubere Diagnostik geht oft auch ohne schweres Gerät. Stürzt ein Mensch aufs Haupt und zeigt danach weder neurologische Auffälligkeiten noch stärkere äußere Blessuren, kann mit Fug und Recht davon ausgegangen werden, dass der Kopf innen genauso intakt ist wie außen. Studien haben gezeigt, dass das Gehirn in so einer Situation überhaupt erst durch die CT in Gefahr gerät, da hohe Strahlung zumindest bei Kindern das Nervenwachstum beeinträchtigen kann. Medizinisch würde es sich daher strenggenommen sogar verbieten, ein Bagatelltrauma anders abzuklären als durch äußere Inspektion. Um so vorzugehen, braucht es aber mehrerlei:

- einen Neurologen, der sich eine halbe Stunde Zeit nimmt und nämliche neurologische Auffälligkeiten erfragt und untersucht
- einen Patienten, welcher der Expertise und Sorgfalt eines fremden Menschen mehr traut als einer riesigen, teuren Maschine mit »Computer« im Namen
- eine Krankenhausverwaltung, die im Zweifel lieber einen

Bettenplatz zur weiteren Beobachtung vergibt, anstatt den Fall mit gerichtsgültigem Befund schnell nach Hause zu schicken und teuer abzurechnen.

Es mag magische Momente geben, an denen man all das gleichzeitig am selben Ort vorfindet, doch allzu häufig spielt sich folgendes Drama ab:

Eine besorgte, gleichwohl genervte, schon etwas angejahrte, aber trotzdem alles unter einen Hut bekommende Mutter kommt mit ihrem Sechsjährigen in die Notaufnahme und möchte »bitte umgehend einen Arzt sprechen«. Der Luka sei beim ergotherapeutischen Spielkreis »vom Finn-Alexander« auf den Kopf geschlagen worden. Nun solle eine Computertomographie erfolgen, »um Spätschäden auszuschließen«.

Der junge Arzt tritt auf. Typ: Voll in Ordnung, sportlich-schlank, wache Augen. Er kniet sich gleich runter zu dem Jungen, der sein routiniertes Rangeschmeiße aber nur mit leerem Glotzen erwidert.

**MUTTER:** »Ich habe dem Luka schon erklärt, dass er in eine Röhre muss, damit er schlau bleibt und später mal ganz viele Möglichkeiten hat …«

**ARZT:** »Ich gucke ihn mir erst mal an, vielleicht könnt ihr dann auch so nach Hause, was Luka? Gib mir Fünf, Partner.«

**MUTTER:** »Ich muss darauf bestehen, dass Sie eine Bildgebung durchführen. Wir wollen kein Risiko eingehen, und ich möchte mir auch rechtliche Schritte gegenüber Finn-Alexanders Eltern vorbehalten.«

**ARZT:** »Wir werden auf jeden Fall eine machen, wenn sich daraus ein Impact auf Outcome und Benefit ergibt. Ohne Indikation wollen wir den Jungen aber keiner unnötigen Strahlung aussetzen. Am Ende des Tages würde das nicht wirklich Sinn machen.«

Die Frau kennt aus ihrer Erfahrung mit Männern zwar das Gefühl, als Wohnungsinventar zwischen den Audiophysics-Boxen und dem Kaffeevollautomaten zu rangieren, aber keine Widerrede. Was fällt diesem Diensthabenden überhaupt ein, ihre ultimative Kompetenz als berufstätige Mutter in Frage zu stellen? Bevor sie nach dem Oberarzt verlangt, wird sie noch ihren eigentlichen Trumpf ausspielen, das fleischgewordene Royal Flush ihrer Egozentrik, das erstbeste pathetische Mittel, um maßlose Autoritätsansprüche geltend zu machen.

MUTTER: »Sagen Sie mal, haben Sie eigentlich selber Kinder?«

Der junge Arzt hat keine. Er befindet sich vielmehr in einer Lebensphase, in der er sich nach ordentlich absolviertem Studium und diversen Korsika-Urlauben mit ordentlich absolvierten Langzeitfreundinnen noch mal eine richtig destruktive Beziehung gönnt. Er ist müde, verunsichert und hasst die Mutter jetzt. Er würde ihr gern sagen: »Verstehe, meine drei Staatsexamina sind wenig wert gegen die hohe Reproduktionsfähigkeit. Bestimmt können Sie auch Angriffskrieg und Völkermord besser als Hitler. Der hatte schließlich auch keine Kinder.« Aber er verkneift es sich, weil er auch so noch genug zu tun hat und seine aktuelle Erfahrung mit Frauen die ist, dass er sowieso nichts zu melden hat.

Und so kriegt der kleine Luka seine Schädel-CT und muss deshalb womöglich ein bisschen öfter zur Frühförderung. Seine Mutter hingegen wird abends in der geräumigen Altbauwohnung ihrem Mann den Beleg ihrer Fürsorge präsentieren, den dieser aber kaum zur Kenntnis nimmt, weil er im Netz noch unbedingt das Ferienhaus für Silvester buchen muss. Dann trinken sie die übliche Flasche des tollen portugiesischen Weins, schauen eine Folge »Desperate Housewives« oder »Mad Men« und werden noch ein bisschen brauchen, um zu verstehen, dass bloßer Augenschein ziemlich trügen kann.

*KAPITEL 15*

# Defi muss mit

***Medizinprodukte schaden häufig mehr, als sie nicht nutzen***

»Hände vom Bett!«

Erschallt diese knappe Order, weiß der Fernsehserienkenner bereits genau, was kommt: Die Doktoren Carter, House oder Grey greifen zum Deus ex machina jeder Krankenhausserie, den magischen Elektroden, die Tote erwecken und dabei auch noch so schön Radau machen. Hat der Retter diese auf den leblosen Körper gepresst und unter viel Hallo damit einige Stromstöße verabreicht, folgt der bange Blick auf den Kreislaufmonitor. Da! Nach einer atemlosen Pause piepst das Gerät wieder rhythmisch, das untrügliche Zeichen pulsierenden Lebens. »Wir haben ihn wieder«, sagt dann noch jemand, die Spannung löst sich und das medizinische Personal kann sich wieder seinen Beziehungsdramoletten widmen.

Wie bei den hervorragend recherchierten Arztserien aus den USA üblich, entspricht der vermittelte Eindruck ziemlich genau der Realität – außer dass es sich bei dem Defibrillator nicht um ein Allround-Überbrückungskabel ins Jenseits handelt, sondern um einen Elektroschocker, der bestimmte Herzrhythmusstörungen wieder einzutakten vermag. Das rettet manchem das Leben, aber längst nicht jede medizinisch ausweglose Situation – und schon gar kein schlechtes Drehbuch.

Dennoch gebrauchen Filmschaffende und Mediziner gleichermaßen gern allerlei Gadgets, Gimmicks und Gleitcreme, um schnelle Auf- und Erlösungen herbeizuführen. Publikum und Patienten stehen halt drauf. Endoskope etwa erfreuen sich derartiger Beliebtheit, dass sich ihr Einsatzgebiet längst nicht mehr nur auf natürlich vorhandene Körperöffnungen beschränkt. Zur Not wird eben ein neues Loch gebohrt, um mit Kamera- und Operationsgerät lustvoll penetriert zu werden. Nicht immer ist das für den Patienten genauso schön wie für den Operateur – vor allem nicht genauso sinnvoll.

Personen mit »degenerativen Gelenkveränderungen« – also im Prinzip jedem im fortgeschrittenen Alter – dienen Orthopäden gern mal eine »Kniegelenkglättung« an. Dabei schieben sie eine Fräse ins Knie, um damit »Rauigkeiten« des Gelenkknorpels wegzuschmirgeln, was Schmerzen lindern und folglich die Beweglichkeit des Knies bessern möge.

Wen das an MacGyver erinnert, der liegt nicht ganz falsch. Der fesche TV-Agent aus den haarsprayumnebelten Achtzigern bevorzugte notorisch so technisch aufwendige wie unplausible Maßnahmen, um aus ausweglosen Situationen zu gelangen: Bevor der eine Leiter nahm, um sich aus einem Laderaum zu retten, schoss er sich lieber mit dem Hochdruckreiniger in die Höhe. Immerhin schonte er so seine Knie.

Ob das auch für die genannte Gelenkspülung gilt, muss hingegen bezweifelt werden. US-amerikanische Ärzte führten vor gut zehn Jahren eine interessante Testvorführung durch: Sie schliffen bei einem Teil ihrer Patienten in bis dato bewährter Weise die Kniegelenke, während sie einer Kontrollgruppe den Eingriff bloß vortäuschten, indem sie ein wenig an deren Knien ritzten und ansonsten hinterm Anästhesiezelt vermutlich »In aller Freundschaft« guckten. Ergebnis: Jacke wie Hose.

Nun hätte man die im Resultat mangelnde Unterscheidbarkeit der beiden Methoden sicher auch derart umdeuten können, dass die »epidermale Mikrostimulation« des Kniegelenks einer Arthroskopie »therapeutsch ebenbürtig« sei und eine weitere »potente Behandlungsoption« darstelle, doch davon sahen die Untersucher ab und interpretierten ihr Experiment dahingehend, dass der ganze Quatsch nichts bringt – außer etwaigen Blutungen oder Infektionen.

Nachweislich helfen bei Knieschmerz können hingegen Schmerzmedikamente und – noch nebenwirkungsfreier – Krankengymnastik. Andererseits: Wem als Arzt an Aufmerksamkeit, Ruhm, Ehre und Kohle liegt, der muss sich natürlich schon fragen: Bin ich Turnvater Jahn oder MacGyver?

Ohne Gerätemedizin sieht man schnell alt aus als Arzt und gerät wirtschaftlich ins Hintertreffen. Welche Mediziner gehören wohl zu den Spitzenverdienern? Eben: die Radiologen, die Kameraleute der Medizin. Menschenscheue und maulfaule Sonderlinge, die keinen Finger rühren, aber mit Hochachtung und Geld überschüttet werden, weil sie schräg genug drauf sind, sich mit Strahlenphysik und monströsen Apparaten auszukennen.

Ärzten hingegen, die auf sprechende Medizin setzen, verschlägt es spätestens dann die Sprache, wenn es am Quartalsende »Break Even« heißt und der Golfurlaub in unabsehbare Ferne rückt. Wem der Sinn nach standesgemäßem Wohlstand steht, der bestellt zum Shoppingpanzer für die Gattin gleich noch schweres Diagnosegerät dazu, das sich fortan großzügig amortisieren lässt. Eine Kernspinaufnahme vom Gehirn kostet schnell mal 500 Euro. Die kriegt dann auch noch jeder Neunzigjährige, beispielsweise um nachzusehen, warum Opi neuerdings immer ohne Hose aus dem Haus geht. Am falschen Ende wird in der Medizin eben nicht gespart. Es gibt ja auch nur eins.

Ebenfalls ertragreich: Dialyse, Katheterlabor, jede Form der Implantologie. In keinem anderen Land werden so viele künstliche Hüftgelenke verbaut wie in Deutschland. Dazu kommen Zahnimplantate, Knieprothesen, Herzschrittmacher. Da mutiert manch einer auf seine alten Tage noch zum Sechs-Millionen-Dollar-Mann. Doch für den uralten Traum, menschliche Unzulänglichkeit mit patenter Technik wettzumachen, scheint kein Preis zu hoch. Wenn es irgendwann dann doch einmal über den Jordan geht, muss man allerdings einen kleinen Umweg über den Wertstoffhof in Kauf nehmen.

Dass man trotz Totalschadens nicht zwangsläufig zum alten Eisen gehört, war die Kinophantasie von Robocop: ein Polizeibeamter, der postmortal recycelt seinen eigenen Tod aufklärt. So viel Effizienz kam gut an. Es folgten Robocop II und III und schließlich Robodoc.

Dabei handelte es sich um einen Roboter, welcher der konsequenten Idee entstammte, dass, wenn man schon mal dabei wäre, ein neues Hüftgelenk einzubauen, man doch gleich auch den Operateur prothetisch ersetzen könne. Der OP-Golem würde millimetergenau mit ruhiger Hand im Knochen fräsen, ganz ohne Arbeitszeitbeschränkung, Urlaubsanspruch und ohne beim Arbeiten dauernd die assistierende Schwester anzumachen.

Leider aber erwies sich Robodoc als so feinmotorisch begabt und behutsam wie der T-800 aus »Judgement Day«: Er zerlegte Hüftknochen, spaltete Beinnerven und machte Gesäßmuskulatur platt. Derartig Malträtierte geben sich nun vor Gericht die Klinke in die Hand, da ihr Gangbild auffällig dem von C-3PO ähnelt.

Doch trotz solcher Rückschläge ist – ganz im Gegensatz zu manchem Oberschenkelhals – das Vertrauen in die Medizintechnik ungebrochen. Die Ingenieurskunst erfährt dermaßen große Wertschätzung, dass ihre Innovationen nicht mal langwierige und teure Studien durchlaufen müssen, um für den

Einsatz am Menschen zugelassen zu werden. Das läuft eher so ab: Wer eine gute Idee hat, fährt in den Baumarkt, schraubt am Wochenende was zusammen und meldet das Ganze beim TÜV in Bratislava an.

So entsteht kreativer Workflow, der selbst die Erfinder vom MI5 stumpf wie Holzwolle aussehen lässt. Oder kann sich jemand an einen Bond-Film erinnern, in dem Q eine kleine Metallstütze konstruiert hätte, die 007 zur Verhinderung einer Hirngefäßthrombose per Sonde einfach in das Hirn schieben solle? Zu unglaubwürdig? Nicht für Neuroradiologen. Die machen das, wenn auch nicht gerade zum Vorteil ihrer Patienten, wie Studien mittlerweile gezeigt haben. Dass solche – wenn überhaupt – erst spät zustande kommen, liegt allerdings nicht nur an der innovationslustigen Allianz aus Herstellern und ärztlichen Anwendern, sondern auch an technologieaffinen Patienten: Wenn die mitkriegen, es gibt nicht bloß Medikamente – voll mit Chemie, Konservierungsstoffen und Nebenwirkungen –, sondern alternativ ein topmodernes Gefäß-Gimmick, wollen alle nur dies, und es kommt keine Kontrollgruppe zusammen. Sondieren geht schließlich über studieren.

Woher kommt so viel Glaube an die Technik? Liegt es im Wesen des Menschen, über sich selbst hinauswachsen zu wollen? Sind die Schwingen des Ikarus, Frodos Harnisch aus Mithril oder die Zahnimplantate der Hollywood-Prominenz nur Variationen dieses immer gleichen Motivs? Oder ist David Hasselhoff schuld?

Als Knight Rider alias Michael Knight rettete ihm ein devot schwatzender Pontiac Firebird in jeder noch so verfahrenen Lage den Arsch. Mit situativ höchst brauchbaren Extras war »KITT« immer dann zur Stelle, wenn es brenzlig oder unlogisch wurde: Der Bolide konnte Verfolgerautos bremsen, hatte einen Geldautomaten an Bord, für den Fall, dass David nichts Bares im Wagen hatte, und half »The Hoff« vermutlich beim Cheeseburger-Essen.

Eine ganze Generation guckte das und wuchs im Glauben an stets rettende Technik heran sowie – bedingt durch das immer gleiche und himmelschreiend einfallslose Erzählmuster – in einer Vorstellungswelt, die auf tragische Weise gleichermaßen Phantasie und Realitätssinn auf ewig verbannte.

Heute sind Fernsehproduktionen natürlich viel besser, vor allem das gute HBO-Zeug aus Amerika. Serien wie »Dr. House« oder »Emergency Room«, gelten als derart realitätsnah, dass sie sogar zur Ausbildung von Medizinstudenten herangezogen werden. Es wäre mal zu überprüfen, ob jungen Ärzten heute der Defibrillator lockerer sitzt als zu Zeiten von Professor Brinkmann – und falls ja, wie sich das auf Überlebensstatistik und Stromrechnung auswirkt.

Ein kleiner Unterschied besteht aber schon zwischen technischen Hilfsmitteln in Fiktion und Wirklichkeit. Die Filmdramaturgie gebraucht »magische Objekte«, um die Handlung voranzutreiben und plausible Verbindungen da zu schaffen, wo es die Realität nur zäh oder gar nicht könnte. Die Medizin hingegen benötigt Technik, um die Physiologie des Körpers zu unterstützen. Aber das ist natürlich nur eine sehr theoretische Unterscheidung der Dinge.

KAPITEL 16

# IGeLize it

*Die Praxis wird zum Beruhigungsbasar*

Weihnachten gilt unter medizinischem Personal traditionell als D-Day: Brennende Bäume, alkoholbefeuerte Familienzerwürfnisse oder implodierter Horror vacui beim dritten durchgeheulten Tom-Hanks-Film halten Rettungsstellen alle Jahre wieder auf Trab. Seit einiger Zeit bieten Privatpraxen aber auch schnelle medizinische Hilfe für den ultimativen Feiertagsnotfall an, dass man Heiligabend um 12 noch nicht alle Geschenke beieinander hat. »Weihnachten kann kommen«, beruhigt ein einschlägiges Gesundheitsetablissement auf seiner Homepage unter Verweis auf feilgebotene Check-up-Gutscheine. Für wahlweise 100, 200 oder 500 Euro kann der Beschenkte sich medizinisch durchtesten lassen – je nach Besorgtheitsgrad seiner Lieben.

Für Menschen in den mittleren Jahren bietet sich so etwas durchaus an. Einmal weil Zipperlein in diesem Alter schon mal unentdeckt vorliegen können, um nur noch auf ihren großen Auftritt bei unpassender Gelegenheit zu warten, aber auch weil man mit Duftwässerchen, Wellness-Wochenenden und Komplettisten-Editionen aller nur erdenklichen Unterhaltungsmedien im Laufe der Jahre bereits hinreichend bedacht wurde. Und es muss schließlich auch nicht immer nur materielle Dinge geben – vor allem nicht, so lange noch ungecheckt ist, ob sie sich überhaupt noch lohnen.

Doch nicht nur zum Fest boomt das ärztliche Kunstgewerbe: 1,5 Milliarden Euro setzen hiesige Mediziner jährlich mit sogenannten Individuellen Gesundheitsleistungen (IGeL) um. Dabei handelt es sich überwiegend um solche Leistungen des Arztes, bei denen der Zusatz »individuell« im Sinne von »eigenwillig« zu verstehen ist: Eigenbluttherapie, Stoßwellen gegen Tennisarm, hyperbarer Sauerstoff – solche Sachen eben, zu denen die Kassen sagen: »Das zahlt mal schön alleine. Wir sind ja keine Erlebnisveranstalter.«

»Wir schon«, denken viele Ärzte: Therapien und Diagnostiken anzubieten, die außerhalb kleinlicher Budgets privat abzurechnen sind und vor allem ohne konkrete Aufgabenstellung und Zielvorgabe wenig Konsequenz und damit Arbeit bedeuten, stellen einfach einen unschlagbaren Deal dar.

So unschlagbar, dass man sich als Kranker bei manchen Medizinern schon beinah deplatziert vorkommt. Ich war mal beim Arzt, als mich eine böse Bronchitis quälte, eine von der Sorte »gefühlte Lungenpest«: Es ging mir wirklich schlecht, und ich wollte nicht versäumen, eine möglicherweise lebensrettende Expertenmeinung einzuholen. Der Arzt aber fragte mich bloß das Gleiche wie unser Hausmeister, nämlich wie es mir ginge, und meinte dann, ich hätte wohl einen dieser Infekte, die »gerade umgehen«. Von weiteren Untersuchungen oder gar Blutproben sah er ab, da ja vermutlich sowieso alles entzündlich verändert wäre. Ich solle aber mal wiederkommen, wenn ich wieder gesund wäre. Dann würde er mal einen »Gesundheits-Check« machen.

Üblicherweise folgt Medizin ja dem altbackenen Dienstleistungsprinzip. Der Patient hat was und will was, nämlich gesund werden – klare Aufgabenstellung an den Fachmann: Fix it! Das geht allerdings nicht immer leicht und häufig gar nicht. Versucht wird es trotzdem, wobei viel Zeit und Geld draufgeht. Am Ende sind trotzdem alle unzufrieden – kein guter Business-Plan!

Marketing-Profis aus der Konsum- und Finanzwirtschaft machen das weit besser. Die entscheiden selbst, was die Kunden wollen. Hätte Steve Jobs bloß darauf reagiert, was irgendjemand braucht, dann gäbe es heute vielleicht Telefone mit beheizter Wählscheibe oder Computer, die dafür sorgen, dass Menschen mehr Muße und Ruhe haben – aber bestimmt kein iPad. Dennoch campieren Menschen alle paar Monate vor geschlossenen Geschäftstüren, verstricken sich in Finanzierungskredite und schreiben Leitartikel, nur weil eine neue Konsummaschine in die Läden kommt.

Schlecht muss das nicht sein. Sogenannte echte Bedürfnisse werden nun mal ungleich erfüllt: Liebe, eine sinnvolle Aufgabe im Leben oder warme Hände sind nicht jedem vergönnt. Das führt nur zu Missgunst und Unzufriedenheit in der Gesellschaft. Eine Breitband-Flatrate hingegen in Verbindung mit einem rund um die Uhr geöffneten virtuellen Krims-Krams-Laden und stets bereiter Berieselungselektronik vermag darüber hinwegzutrösten und die soziale Schieflage auszugleichen. Haben sich erst mal virtuelle Werte wie ein mobiler Facebook-Account und genug Frei-SMS durchgesetzt, ist die Welt gerechter. Denn vor Schrott sind alle gleich, ob nun glücklicher oder unglücklicher spielt keine Rolle und ist ohnehin nur schwer zu unterscheiden, solange es gerecht zugeht.

Absolut unfair laufen dagegen die Dinge im Gesundheitswesen. Moderne Geräte und teure Medikamente stehen nicht etwa jedem zur Verfügung, sondern sind einer elitären Gemeinschaft von Schwer- und chronisch Kranken vorbehalten, die – und jetzt kommt es – das Ganze noch nicht mal selbst bezahlen. Stattdessen muss die Gemeinschaft für den teuren Spaß aufkommen. Verwaltet, verteilt und verbrannt wird das schöne Geld in finsterster Planwirtschaft, wie man sie seit '89 überwunden glaubte.

Zum Glück gibt es Ärzte, die an die Freiheit des Marktes glauben und sich für die Demokratisierung medizinischer Leistungen einsetzen. Ihre Palette weitgehend wirkungs- und sinnloser Anwendungen operiert innovativ am Portfolio der gesetzlichen Kassen vorbei, die ihr Angebot ja ausschließlich nach ideologischen Kriterien wie Wirksamkeit und Erfordernis ausrichten. Dank IGeL aber bekommt nun endlich jeder so viel Laser, Bachblüten und Darmspülungen, wie er verdient.

Vorbei sind auch die Zeiten, in denen der Begriff »Patient« noch wörtlich, im Sinne des »Erduldenden«, galt. Dieser Gedanke ist heute allenfalls noch präsent bei der Darmspiegelung und generell in der Urologie. Ansonsten aber tritt man heute als Kunde auf: mündig, selbstbewusst und hoffentlich halbwegs im Bilde darüber, was die Damen und Herren Doktoren so treiben mit einem. Falls nicht, leistet der folgende Überblick eine schnelle Orientierung für die angesagtesten IGeL.

***1. Augendruckmessung***: Zu einem Glaukom, dem sogenannten Grünen Star, kommt es durch erhöhten Augeninnendruck. Das heißt, das Kammerwasser fließt aufgrund unterschiedlicher Ursachen nicht richtig ab. Da der Sehnerv unter Druck auf Dauer nicht arbeiten kann, führt das langfristig zur Erblindung. Liegen bereits Sehstörungen vor, gehört die Augendruckmessung zur Standarddiagnostik, die auch von den Kassen bezahlt wird. Nicht bezahlt wird sie, so lange noch keine Schäden auszumachen sind, was erst mal fies klingt, aber folgendermaßen begründet wird: Ohne Krankheitssymptome sagt der Befund relativ wenig aus. Die meisten Patienten mit erhöhtem Augendruck bekommen gar kein Glaukom. Und fast die Hälfte aller Glaukompatienten hat normale Druckwerte. Inwiefern man erhöhte Werte bei so einer »Früherkennung« als Warnsignal deutet, ist also im Prinzip eine Charakterfrage. Wer besonders zu Dramatik neigt, kann sogar einen normalen Druck mit Fug und Recht als alarmierendes Frühzeichen werten.

***2. Nahrungsmittelallergietest***: Mit Nahrungsmittelallergien verhält es sich ähnlich wie mit Gesangstalent: Viele denken, davon betroffen zu sein, was sich aber mehrheitlich widerlegen lässt. An einer allergischen, also immunbedingten Unverträglichkeit von Nahrungsbestandteilen leiden Untersuchungen zufolge nur zwei Prozent der Bevölkerung. Parallelen gibt es aber noch mehr: Genau wie echtes Talent bleibt eine Allergie in aller Regel nicht unbemerkt – und falls doch, führt die Entdeckung einer fraglichen schlummernden Anlage seltener zu praktischen Konsequenzen, als vielmehr zu persönlicher Verzettelung. Der Nahrungsmittelallergietest kann somit als die Castingshow des ärztlichen Individualangebots gelten: Er macht Menschen mit Selbstwahrnehmungsstörung noch kirrer, als sie ohnehin schon sind, und verhilft vermeintlichen Experten zu leichter Arbeit und Kohle. Mehr Indikationen gibt es nicht. Denn die beim kommerziellen Nahrungsmittelallergietest gängige Bestimmung des Immunglobulins G (IgG) taugt überhaupt nicht dazu, um eine entsprechende Immunreaktion nachzuweisen. Sie zeigt lediglich an, ob die Testperson den Nahrungsbestandteil schon einmal gegessen hat. Genauso gut ließe sich annehmen, dass abgehalfterte Kirmesmusikanten Eigenschaften wie Talent oder Persönlichkeit erkennen würden, nur weil ihnen solche vielleicht mal begegnet sind.

***3. Lichttherapie*** bei Winterdepression: »Ich will den Boden küssen, durchdringen Eis und Schnee, mit meinen heißen Tränen, bis ich den Boden seh …« (Franz Schubert, »Die

Winterreise«). Ja, in der kalten Jahreszeit schreibt man nicht gerade Ibiza-Stimmungshits. Werden die Tage kurz, möchte man sich am liebsten verkriechen, dunklen Gedanken nachhängen und präfinale Liederzyklen schreiben. Die Ursache dafür liegt – soweit bekannt – im Dunklen. Kriegt der Mensch nämlich zu wenig Licht ab, wird er träge und stimmungslabil. Bei manchen kann das sogar zu einer echten Depression führen. Neben starken Psychopharmaka und längeren Sanatoriumsaufenthalten hilft dagegen Licht. Das kann man sich für etwa zehn Euro beim Doktor unter einer Speziallampe geben. Tipp: Wer den Weg zur Praxis für einen ausgedehnten Spaziergang an der frischen Luft nutzt und insbesondere die U-Bahn meidet, der kriegt die gleiche Lichtdosis schon so vorzeitig wie unentgeltlich ab, kann also gleich wieder nach Hause gehen und hat sich obendrein ganz konform im Sinne der Energiewende verhalten. Wenn das kein Grund zur Freude ist! Auch im Winter gilt: »Nach Regen scheint Sonne, nach Weinen wird gelacht, dubidubidubidu, wer hätte das gedacht ...« (Die 3 Travellers, »Nach Regen scheint Sonne«).

***4. 4-D-Ultraschall***: Kinder werden heute mehr fotografiert und gefilmt als Lady Di damals beim Reitunterricht. An Indiskretion mangelt es dabei ebenso wenig: Schon vorgeburtlich und unfertig, geschweige denn halbwegs zurechtgemacht, müssen die Kleinen vor die Kamera – genauer: vor den Schallkopf. 3- und 4-D-Ultraschall liefern plastische und echtzeitbewegliche Bilder vom Nachwuchs. Die herkömmliche Bildqualität der Schwangerschaftsuntersuchung taugt ja nur bedingt fürs Heimkino, es sei denn, man schätzt surrealistische Werke der Stummfilmära. Wessen Seh- und Empfindungsgewohnheiten aber vom Blockbuster-Kino geprägt sind, der wird 4-D lieben wie sein eigenes Kind. Skeptisch machen könnte allerdings der Umstand, dass die beinahe fotografische Qualität der Bilder dem Arzt keinen Vorteil für medizinische Fragen bietet. Das liegt daran, dass die Bildauflösung bei UD-Ultraschall schwächer ist als beim normalen Bild. Es gibt also keine weiteren Informationen. Man sieht nicht mehr Details, sondern das, was ein Computeralgorithmus aus dem üblichen Bildrauschen zu einem Baby glättet. Der süße Fratz auf DVD ist also etwa so echt wie Gollum im »Herr der Ringe«-Film. Aber was soll's, zumindest gibt es was Erkennbares zum Rumzeigen: »Hier, mein Schatz.«

***5. Sonographie der Eierstöcke***: Die Angst vor Eierstockkrebs ist berechtigterweise groß. Die Hälfte der betroffenen Frauen stirbt daran, da der Tumor bei ersten Symptomen oft schon weit fortgeschritten ist. Das Ultraschallgerät verheißt Schutz: Es soll den Krebs frühzeitig aufspüren, auf dass er vernichtet werde – »Seek and Destroy« im kleinen Becken gewissermaßen. Dass die große Mehrheit der so ermittelten Verdachtsfälle sich im Nachhinein als falsch entpuppt, mag man da noch hinnehmen. Schließlich hat sich das Prinzip »erst hängen, dann verhandeln« auch als Wildwest- beziehungsweise Antiterror-Recht bewährt. Einem gefährlichen Gegner darf man keine Chance bieten. Grundlos entnommene Keimdrüsen sind da eben als Kollateralschäden zu werten. Allerdings könnte man sich für den gynäkologischen Präventivschlag die Ultraschalluntersuchung eigentlich auch sparen, zumal dabei ein Drittel aller Tumore sowieso übersehen wird. Deshalb kommt es durch die Routine-Sonographie der Eierstöcke insgesamt nicht zu weniger Todesopfern. Die Maßnahme rettet also keine Leben, ganz ähnlich wie Kriege gegen Drogen oder den Terrorismus. Jeder Arzt, der etwas anderes erzählt, wird vermutlich von der CIA bezahlt.

Apropos Verschwörungstheorie: Wer nun kritisch anmerkt, IGeL wären überwiegend dafür da, bei armen Kassenpatienten noch mal extra abzukassieren, der hat zwar grundsätzlich recht, übersieht aber, dass private Krankenversicherungen gewissermaßen die Flatrate für sinnlose Untersuchungen, experimentelle Therapien und fahrlässige Chefarztbehandlung darstellen.

Und bei Best-Betuchten wird ohnehin hingelangt, als sei der Hippokratische Eid eine Freibeuterballade. Da ist der Markt absolut gerecht. Beim »Manager-Check-up« müssen Führungspositionen richtig bluten für ihr Geld: Gegen 4000 Euro Tagessatz gibt es ein straffes Screening-Programm inklusive Rektoskopie, Ganzkörper-MRT und Herz-CT. Gesünder sind die »High Potentials« danach nicht, nur eine Spur ärmer und verstrahlter. Das lässt sich alternativ auch mit einem Stratosphärenflug erreichen, wenn man schon nicht weiß wohin mit der Kohle.

Dabei läuft der oder die Führungspositionierte auch nicht Gefahr, dass wirklich mal was gefunden wird. Dann wird es nämlich richtig teuer für den Patienten und kompliziert für den Mediziner. Dann ist der Privatzahler hoffentlich gut versichert und kennt Ärzte, die sich nicht nur auf das Untersuchen von Gesunden verstehen.

Aber man muss ja nicht immer vom Schlimmsten ausgehen. Im Idealfall bekommt der Kunde für sein Geld das schöne Gefühl, dass alles okay ist. Dabei handelt es sich zwar nur um ein flüchtiges Glück, aber das nächste Weihnachten kommt ja bestimmt ...

KAPITEL 17

# Revolutionäre Zellen

*Stammzellen können alles, nur keine medizinischen Durchbrüche*

Gott spielt anscheinend gern mal Arzt. In so einem Moment muss er die Stammzellen geschaffen haben: Zellen, die alles werden und reparieren können – die ultimative Medizin gegen jedes Leiden. Das verkündet zumindest die irdische Ärzteschaft. Ganz im biblischen Stil sollen die Wunderzellen Lahme wieder gehend, Blinde wieder sehend und notorische Fortschrittsketzer endlich gläubig machen.

Es brauchte allerdings eine Weile, um auf das göttliche Patentrezept zu stoßen. Erst vor knapp fünfzehn Jahren isolierte und kultivierte der Amerikaner James Thomson die Alleskönner aus menschlichen Embryonen. Seitdem erhalten Erlösungshoffnungen praktisch wöchentlich neue Nahrung: Gegen neurodegenerative Krankheiten wie Parkinson oder Multiple Sklerose sollen Stammzellen helfen, auch gegen Diabetes, gegen jede Form von Zelluntergang im Prinzip. Denn sie sind in der Lage, jedes beliebige menschliche Gewebe zu bilden. Ganze Organe könnten sich damit erneuern lassen, wenn beispielsweise nach einem Infarkt das Herz nur noch als Rodelreifen taugt.

Doch so prägnant die Zeichen der modernen Wissenschaft auch sein mögen, es fehlt an handfesten Wundern: Selbst im Jahre 15 nach Thomson grassieren immer noch Zelldegeneration, Krankheit und Alter, tragen Menschen das

Kreuz ihrer physischen Vergänglich- und ontogenetischen Unwiederbringlichkeit. Es ist heute vermutlich möglich, aus den Darmzellen einer Maus ihre eigene Zwillingsmutter zu klonen, aber wenn menschliche Bauchspeicheldrüsen- oder Nervenzellen leise Servus sagen, führt nach wie vor kein Weg zurück. Was ist das für eine Medizin, die so etwas zulässt?

Wenn es Stammzellen gibt, warum muss man sich dann für ein paar gute Jahre mehr immer noch täglich auf dem Trimm-dich-Pfad quälen? Warum sieht dann John Travolta nicht mehr aus wie in »Saturday Night Fever«? Wenn es doch im Labor mittlerweile möglich ist, Zellen unbegrenzt zu reproduzieren und zu erneuern, warum funktioniert das im menschlichen Organismus allem Anschein nach nur bei Fettzellen?

Zweifel und Unmut rühren aber vor allem daher, dass die reine Lehre von den Menschen leicht missverstanden oder in unredlicher Weise für eigene Belange umgedeutet wird. So firmieren beispielsweise Zellen mit ganz unterschiedlichen Eigenschaften als Stammzellen. Manch falsche Propheten sind darunter. Auch die Ziele, welche mit den Zellen verfolgt werden, driften teilweise weit auseinander. Sie reichen von Grundlagenforschung über Fördergeldakquise bis hin zu Bauernfängerei.

Das folgende Glossar soll einen Überblick über das babylonische Gewirr der Begrifflichkeiten liefern und so helfen, Suchende und Zweifelnde auf den rechten Pfad zu führen.

***1. Embryonale Stammzelle***: Dieser Zelltyp ist in jeder Hinsicht die Mutter aller Stammzellen. Wie ihr Name andeutet, entstehen embryonale Stammzellen im wachsenden Embryo, und zwar zu einer Zeit, in der dieser noch weitgehend unbemerkt und ungeschliffen im Hotel Mama haust. Entsprechend ergebnisoffen (pluripotent) sind die Entwicklungsperspektiven der sich munter teilenden Zellen: Die einen mag es zu ehrlicher, harter Arbeit ziehen – sie werden Knochen oder Muskel –, andere verlangen eher nach geistiger Tätigkeit – sie werden halt Nervenzelle. Wieder andere wollen vor allem »was mit Menschen machen« – die absolvieren dann eine Ausbildung zum Sprechwerkzeug oder werden Geschlechtsorgan. Nimmt der kleine Mensch auf diese Weise mehr und mehr Gestalt an, ist allerdings auch schon so gut wie Schluss mit der Selbstverwirklichung seiner Zellen. Bereits nach zwölf Schwangerschaftswochen haben so ziemlich alle ihren Platz im Leben gefunden. Verlassen sie diesen zwecks zweiten Bildungsweg, Ausstieg und Neuanfang werden sie zum »Krebsgeschwür der Gesellschaft« – und zwar im ganz wörtlichen Sinne.

Möchten Wissenschaftler die zellulären Alleskönner abgreifen, müssen sie sich also beeilen. Nur wenige Tage bleiben, um dem noch gestaltlosen, sogenannten Embryoblasten die pluripotenten Stammzellen abzuschöpfen. Allerdings – aufmerksame und sensible Leser ahnen es bereits – ist dann Sense mit Arm-, Bein- und Persönlichkeitsentwicklung: Was vom Embryo überhaupt noch übrigbleibt, vertrocknet im Reagenzglas.

Deshalb gilt die Forschung an diesen Zellen als »ethische Herausforderung«, was bedeutet, dass sie selbstredend geschieht, aber dafür wortreich legitimiert werden muss. In Deutschland tut man sich damit wegen der schlechten Erfahrung mit lebensverachtender Medizin besonders schwer. Deshalb greift der Gesetzgeber auf die gängige Handhabe ähnlich belasteter Anliegen wie Territorialkrieg zurück und lässt alles von den Amerikanern erledigen. Die machen das, obwohl christliche Ethik in den USA ja nicht bloß bei Kalendersprüchen gilt und der Schutz ungeborenen Lebens zur Not mit dem Vorderlader verteidigt wird: Da geht es schön zum Traualtar, wenn die vierzehnjährige Mary-Jo von Cousin Rufus ein Kind unter ihrem Herzen trägt. Andererseits kann Forschung, die im Begriff ist, Milliarden von Dollars zu generieren, aber auch nicht des Teufels sein. Und die Kinder kommen schließlich ohnehin von Jesus, nicht aus der Petrischale.

Briten, Chinesen, Russen und womöglich auch Usbeken, Nord-Koreaner und Massai hadern mit derlei Konfliktstoff ebenfalls nicht. Dennoch ist auch im Ausland bislang noch keine Krankheit mit embryonalen Stammzellen geheilt worden. Zwei Probleme bestehen entscheidenderweise: Gibt man einem Patienten embryonale, also naturgemäß fremde Stammzellen, stößt dessen Organismus sie ab. Außerdem ist noch unklar, wie die Zellen mit Migrationshintergrund sich in das gewünschte Gewebe integrieren lassen. Man sieht: Neukölln ist tatsächlich überall, im Falle neurodegenerativer Krankheiten vor allem in den Köpfen der Menschen.

***2. Adulte Stammzellen***: Wurde an dieser Stelle gerade noch behauptet, alle Zellen würden sich im Laufe der Embryonalentwicklung auf bestimmte Funktionen festlegen, so folgt die Relativierung auf dem Fuße: Einige Stammzellen behalten ihr wankelmütiges Wesen bis in das Erwachsenenalter des Individuums bei und heißen daher adulte Stammzellen. Sie befinden sich vor allem im Knochenmark, wo ja zeitlebens frisches Blut zu bilden ist. Auch können manche von ihnen Verletzungen der Haut, Knochen oder des Bindegewebes reparieren, sofern kein Totalschaden vorliegt. Großer Vorteil: Diese Zellen stehen für jeden potentiellen Patienten lebenslang und relativ einfach zur Verfügung. Da sie körpereigen sind, besteht auch keine Abstoßungsproblematik. Großer Nachteil: Es lässt sich mit ihnen nicht allzu viel anstellen. Denn ihre Entwicklungsperspektiven sind verglichen mit den embryonalen Tausendsassas begrenzt: Einer Blutstammzelle stehen alle Möglichkeiten als Leukozyt oder Blutplättchen offen, aber zur Nervenzelle reicht es nimmer, egal welche Umweltbedingungen und Fördermaßnahmen ihr auch zuteilwerden mögen. Immerhin können Krankheiten des blutbildenden Systems, wie bestimmte Leukämien, mit solchen Zellen geheilt werden – allerdings nicht mit den eigenen, da diese sich im Falle einer Erkrankung ja schon erwiesenermaßen nicht gerade bewährt haben. Führende Hämatologen empfehlen deshalb bei so einer Therapie fremde Stammzellen. Knochenmarkspende hieß die Angelegenheit daher vor ein paar Jahren auch noch. Das war weniger verwirrend, klang aber eben auch ziemlich nach Sixties – was kein Zufall ist, weil die Methode aus dieser Zeit stammt. Neumodische Versuche aber, mit adulten Stammzellen Herzmuskel, Nerven oder insulinproduzierende Zellen zu ersetzen, scheitern bislang. Vermutlich bleibt es vorerst auch dabei, so wie es schon die letzten 200 000 Jahre nicht geklappt hat. So lange verweilen die Zellen ja bereits im menschlichen Organismus.

***3. Stammzellen aus Nabelschnurblut***: Dabei handelt es sich um adulte Stammzellen. Wie oben beschrieben, taugen diese zur Spende, aber kaum zum therapeutischen Eigengebrauch. Dennoch weisen die Nabelschnurzellen spezielle Vorteile auf: Sie lassen sich leicht gewinnen und doofen Eltern für viel Kohle zur Einlagerung andrehen. Dass man mit ihnen »in der Zukunft« einmal Krankheiten heilen könne, wie einschlägige Anbieter visionieren, ist gewiss nicht völlig ausgeschlossen – genau wie dann auch endlich Arminia Bielefeld die Champions League gewinnen und im Oderbruch der Goldrausch ausbrechen könnte. Wer jetzt Wetten auf Arminia abschließt und schon mal einen Claim in Bad Freienwalde absteckt, hat dann die Nase vorn.

***4. Induzierte pluripotente Stammzellen (iPS)***: Der japanische Arzt Shinya Yamanaka hatte vor einigen Jahren eine gute Idee. Cool wären doch Zellen, dachte er sich, welche die Flexibilität von embryonalen Stammzellen mit der Verfügbarkeit von adulten Stammzellen vereinten – sozusagen die eierlegende Wollmilchsau der Zellbiologie. Gedacht, getan: Bei einer normalen Hautzelle schaltete er flugs ein paar Gene an und schon war die Zelle wieder »embryonal« und für alles zu haben. Durch diesen Kniff stünden nun pluripotente Zellen individuell für jeden Menschen nach Belieben zur Verfügung. Dafür gab es dann 2012 schon mal den Nobelpreis. Wie das Ganze im Detail funktioniert, weiß allerdings noch niemand so richtig. Nur so viel: Die Gene, die Yamanaka mit Hilfe eines Virus aktivierte, bleiben normalerweise aus gutem Grund stumm, denn sie fördern Tumormutationen. Patienten, die mit solchen Zellen therapiert würden, wüchse eine eierlegende Wollmilchsau unter Umständen sonstwo rein – was durchaus nicht sinnbildlich zu verstehen ist.

***5. Therapeutisches Klonen***: Wer in den letzten Jahren die Wissenschaftsmeldungen in *Nature, Science* oder *Super-Illu* regelmäßig verfolgt hat, weiß, dass man Lebewesen auch klonen kann. Das geht so: Einer normalen Körperzelle eines Menschen wird ihr Erbgut entnommen und in eine entkernte Eizelle gesetzt. Aus diesem Ei wächst dann ein Embryo, der genetisch völlig identisch mit dem Erbgutspender ist. Das entstehende Wesen hat nicht zwei Eltern, deren Erbanlagen in ihm neu kombiniert sind, sondern es ist die Kopie eines Einzelnen, sein zeitversetzter Zwilling. In den meisten Staaten ist die Technik verboten – angeblich. Sollte es Zufall gewesen sein, dass die Perfektion der Methode in den neunziger Jahren exakt mit der damaligen Boygroupwelle zusammenfiel? Man kann mit dem Verfahren aber weit mehr herstellen als singende Pausenklons, nämlich persönliche Ersatzteillager: Aus dem geklonten Embryo eines Menschen lassen sich wieder embryonale Stammzellen gewinnen, die dadurch genetisch absolut identisch sind mit dem Kopierten. Für jedes medizinische Problem könnte der geklonte Bruder dann ein hundertprozentig passendes Ersatzteil liefern – etwa so wie bei den Ludolfs.

Wem das zu gruselig vorkommt, der kann aufatmen. Es gibt durchaus Grund zu der Annahme, dass so ein biologisches Perpetuum mobile genauso wenig funktioniert wie jedes andere. Die aus dem Patienten herausgeklonten Stammzellen hätten das gleiche Alter, die gleichen Schäden wie der zu Kurierende. Das ist wie bei einem Studenten, der sich nach zwanzig Semestern Germanistik noch mal in Tanzwissenschaft einschreibt – er wird nicht jünger. Für die Boygroupkarriere wird es nicht mehr reichen.

*KAPITEL 18*

# Burn out, Spot an

***Zeitgeistphänomene werden zu psychischen Leiden ... und umgekehrt***

Gleich zwei Bekannte von mir hat es letztens erwischt: Wolfgang musste mehrere Jobs absagen. Er ist Unterhaltungsmusiker, kann sich als Künstler und Freiberufler eigentlich keine Pausen leisten. Doch es ging nicht mehr. Stimmungstief, Konzentrationsmangel, Schlaflosigkeit – »Burn-out«, sprach der Hausarzt, und diverse oberpfälzische Hochzeiten und Ibiza-Schaumpartys mussten ohne Wolles heißen Bass auskommen.

Bei Andrea lag der Fall etwas anders: sicherer, solventer Job, treusorgender Ehemann, zweisprachig Oscar Wilde zitierendes Wunderkind – trotzdem innere Leere und unangemessen hoher Rotweinkonsum. Für fast zwei Monate ging es in die »Fachklinik«, mit einigem Erfolg: Nun nimmt Andrea ihr Leben neu in die Hand und trennt sich gerade von allem unnötigen Ballast, etwa ihrem Gatten. Der wiederum zweifelt jetzt nicht nur an seiner Männlichkeit, sondern auch an seiner Fremdsprachenkompetenz und fragt sich, ob »Burnout« eigentlich von ausgebrannt oder durchgebrannt kommt.

Unsicherheit über die »neue Volkskrankheit« (*Stern*) teilt der Verlassene mit immer mehr Menschen. Klar zu sein scheint lediglich: Das Ganze hat irgendwas mit den notorisch modernen Zeiten zu tun, mit Hektik, Stress, dem so beschleunigten wie entfremdeten Leben. Doch was sich hinter

»Burn-out« genau verbirgt, darüber herrscht Unklarheit: Ist eine Depression gemeint? Oder jene, sich in diffusem Kränkeln äußernde nervöse Dünnhäutigkeit, die früher einmal Neurasthenie hieß? Eine oberfränkische Speed-Metal-Band?

Die Fachwelt weiß es nicht, da sie den Begriff im Gegensatz zu allen anderen nicht benutzt. Die Diagnosefibel der Psychiater, das DSM (Diagnostic and Statistical Manual of Mental Disorders) geizt ja nicht gerade mit ausgemachten Störungsbildern. So werden beispielsweise auch koffeinbedingte Schlaflosigkeit oder schlechtes Träumen bedacht. Burn-out aber fehlt.

Die Medien hingegen widmen sich dem Krankheitsbild ausgiebig, bleiben aber professionell vage und nennen Stresshormone als Ursache von Stress und »Umweltfaktoren«, die »immer mehr« chronische Erschöpfung bedingten. Dafür immerhin sprechen die Zahlen: Noch vor acht Jahren verursachte die Störung unter 100 Bürgern lediglich 0,6 Fehltage im Jahr. Mittlerweile liegt die Quote vierzehnmal so hoch. Bei so einer epidemiologischen Datenlage fliegen Forscher üblicherweise in den Dschungel und gehen auf Virussuche. Aber wie einen Krankheitserreger finden, wenn man die Krankheit noch nicht kennt?

Also versteht jeder etwas anderes darunter. Allein für Wolfgangs Burn-out zum Beispiel gibt es gleich mehrere Deutungen, je nachdem, wen man fragt: Kollegen glauben, sein Ausfall könnte mit hochambivalent besetzten, weil besser bezahlten Gegenangeboten zu tun gehabt haben. Freunde der Familie denken hingegen, die Kreativpause habe in erster Linie seine Frau verordnet, weil Wolfgang nach seinen Wochenend-Gastspielen auf ländlichen Ü-30-Partys immer so verausgabt gewirkt habe, vor allem sexuell.

Wegen solch uneindeutiger Zusammenhänge werden auch Kritik und Zweifel an diesem und anderen psychischen

Leiden laut: Seelenforscher würden normale Unzulänglichkeiten des menschlichen Miteinanders über Gebühr pathologisieren durch Pseudodiagnosen wie »Burn-out«, »Soziophobie« oder »Vollschatten«.

Der Verdacht wiegt schwer und nicht erst seit neuestem. Auch die klassischen Befunde einer Depression oder Psychose hängen schließlich einzig vom Bewertungsmaßstab des Fachmanns ab. Dessen Kriterien sind vor allem kulturell und sozial geprägt. Biologische Messwerte? Fehlanzeige! Da werden Menschen für verrückt erklärt, nur weil innere Stimmen sie der kommenden Weltzerstörung bezichtigen. Oder es kommen Leute in die Psychiatrie, bloß wegen eines jahreszeitlich motivierten Selbstmordversuchs ... Also gut: Man kann schon recht zuverlässig merken, ob jemand was Irres, Trauriges oder Verzweifeltes denkt – Vertrautheit mit dem Denken vorausgesetzt.

Dennoch lässt sich nicht bestreiten, dass das menschliche Verhaltensrepertoire zunehmend psychopathologische Bewertung erfährt. In den fünfziger Jahren kannte der psychiatrische Diagnosekatalog gut hundert psychische Leiden. Heute sind es dreimal so viele. Während man damals noch in den Kleidern seiner im Keller mumifizierten Mutter jungen Blondinen nachstellen musste, um medizinisch ernst genommen zu werden, gilt heute als »pathologisch trauernd«, wer Mutters Nachlass nicht binnen sechs Wochen in Las Vegas verjubelt. Es sind verrückte Zeiten – jedenfalls nach der psychiatrischen Lehre.

Zur Verbreitung neuer Krankheitsbegriffe wie Burn-out oder Hyperaktivität haben allerdings weniger einschlägige Experten beigetragen als Journalisten, Pädagogen und Elternbeiräte. Wie das Beispiel Burn-out zeigt, geraten die Fachleute diskursiv sogar in die Defensive und können die bestehende Nachfrage nach Brand- und Dachschaden nur improvisierend erfüllen (»Bis das neue DSM raus ist, kann ich leider nur eine Erschöpfungsdepression liefern …«).

Schlecht muss das aber nicht sein: Die Domäne und Autorität der Seelenklempner wird so hinterfragt. Erst die breite öffentliche und demokratische Diskussion um seelische Nöte bringt solche wieder näher zu den Menschen. Dass darin eine Chance, ja ein Weg bestehen kann, haben nicht erst alternative Psycho-Gurus erkannt: Wo gelitten wird, sind Katharsis, Läuterung und Legitimation nicht fern. Andrea etwa konnte sich rundherum pathologisiert erst so richtig befreien, ganz nach Neil Young: »It's better to burn out than to fade away.« Irr- und Wirrsein als Anspruch, Normalität und Neuanfang.

Das war lange anders. Da galten psychische Krankheiten als Hirngespinst. Betroffene wurden als närrisch oder besessen stigmatisiert beziehungsweise verbrannt – »Burn-out« anno 1600, eben. Später, so ab dem 18. Jahrhundert, ging es bei »Nervenfieber« ins Irrenhaus. Seelische Störungen würdigten Ärzte nun zwar als Krankheiten, in aller Regel aber als unheilbare. Erst mit der Psychiatriereform in den 1970er Jahren wurden die Anstalten aufgesperrt.

Das hat mittlerweile dazu geführt, dass mehr reinwollen als raus: Mehr als verdoppelt hat sich seit 1990 die Zahl der Menschen in Deutschland, die wegen einer psychischen Erkrankung stationär behandelt werden. Über die Ursachen dieses Umstandes rätseln Experten: Nehmen psychische Krankheiten tatsächlich zu, als Reaktion auf beschleunigte, reizintensivere und objektiv immer bequemere Lebensbedingungen? Oder werden heute Probleme beim Namen genannt und behandelt, derer sich früher bloß die Jahrmarktaussteller annahmen? Oder liegt das Problem bloß in den Augen des Betrachters, des narzisstisch selbstfixierten und hochneurotischen? Wie dem auch sei: Seelenpein beherrscht die öffentliche Debatte, beschäftigt die Medizin, treibt die Krankenstände in die Höhe – auch wenn manches bloß Paranoia sein mag.

Mit dem Anstieg psychiatrischer Diagnosen hat sich auch das Patientenklientel verändert. Nicht mehr nur die vom Alkohol, der Inzucht oder Syphilis Gezeichneten füllen Nervenkliniken, sondern auch und vor allem die Top-Riege der Gesellschaft: ausgebrannte Fußballtrainer, gestresste Manager oder hyperaktive Popliteraten – wobei es zwischen dem klassischen Patientengut und den Problempromis gewisse Überschneidungen gibt.

Die prominenten Patienten verstärken die Popularität von Psychokrankheiten – und umgekehrt. Der ehemals als Literaturwunderkind geltende Springer-Kolumnist Benjamin von Stuckrad-Barre und das mutmaßliche Ex-Klassenekel und jetzige Mitglied des Berliner Abgeordnetenhauses für die Piratenpartei Christopher Lauer offenbarten gemeinsam in der Talksendung von Markus Lanz, an ADHS (Aufmerksamkeitsdefizit/Hyperaktivitätsstörung) zu leiden. Über das Krankheitsbild als solches wurden nur wenige Worte gemacht. Dafür ließ der Moderator seine Gäste so ungelenkt wie ungelenk drauflos quasseln, entweder um Aufmerksamkeitsdefizite und Hyperaktivität einfach mal für ein Millionenpublikum erleidbar zu machen oder um währenddessen seine Karten und Witzchen zu sortieren.

Es entwickelte sich ein Gerede, in dem zunächst einer der beiden Patienten die ebenfalls anwesende Ost-Chansonette und Agrar-Moderartorin Inka Bause über lateinische Pluralformen belehrte und später der andere die nunmehr Angesäuerte auch noch indirekt der Sodomie bezichtigte, da sie angeben hatte, einen Hund zu mögen. Sie machten auf erfrischende Weise deutlich, dass die genannte Störung eben auch eine Chance bedeuten kann. Etwa die, mit altklugem und banalem Gefasel ins Fernsehen zu kommen, selbst wenn's karrieremäßig gerade eher medium läuft.

Mit medizinischen Details hingegen wurde niemand gelangweilt. Dabei wirft das Krankheitskonzept von ADHS durchaus Kontroversen auf. Hirnforscher sind überzeugt, dass Störungen des Dopaminstoffwechsels Konzentrationsdefizite und motorische Unruhe verantworten. Kritiker dieses Konzeptes hingegen warnen davor, Lebhaftigkeit und Impulsivität zu pathologisieren. Krankhaft sei eher eine verstärkt unfreie und reglementierte Gesellschaft, die Kinder ihrer normalen Entwicklung beraube – also etwa delinquent, drogenabhängig oder verhaltensauffällig in Talkshows zu werden.

Bemerkenswert in diesem Zusammenhang ist, dass die gleiche kritische Öffentlichkeit – wie meist verkörpert durch so moralisch parkettsichere wie denkfaule Journalisten –, die ADHS mit dem banalen Hinweis auf die ja »fließende Grenze« zwischen normal und krank hinwegrelativiert, absoluten Anspruch auf eine Diagnose wie »Burn-out« erhebt, wenn es darum geht, physiologische und ebenso fließende Leistungsgrenzen doch bitteschön als pathologisch zu würdigen. Manchmal darf es eben gern auch ein bisschen Stigma sein.

Wenn es nur das richtige ist: Bestimmte Krankheitsbilder hat die Unterhaltungskultur imagemäßig drastisch aufgewertet. Seit »Rain Man« gelten Autisten schlichtweg als Genies – etwas verschroben und mit Luft nach oben in Sachen Sozialkompetenz, aber jederzeit in der Lage, den Higgs-Mechanismus zu widerlegen.

Diese einseitige Sicht hat in verklärender Weise zur Identitätsstiftung der Nerd-Kultur beigetragen: Wer das ganze Jahr die gleiche zu kurze Cordhose trägt, 18 Stunden täglich im Netz zubringt, um dort alte Mathearbeiten zu posten (Algebra-Slam) und in der Einzimmerwohnung ein umfassendes Bonanza-Archiv unterhält, muss wohl einen IQ von 200 haben. Psychologisch ist diese Schlussfolgerung aber nicht haltbar, sondern eher die: Wer als intelligenter Mensch freiwillig so lebt, der muss doch wohl bescheuert sein.

Noch inflationärer und falscher gebrauchen Eloquenzbemühte den Begriff »schizophren«. Üblicherweise meinen sie damit profane Ambivalenz oder Inkonsequenz. Etwa derart: »Eigentlich wollte ich dies Wochenende nichts trinken, aber jetzt bin ich doch schon wieder hackedicht – voll schizophren.«

Das Charakteristikum einer Psychose besteht aber gerade darin, dass sie mit allzu menschlichen Geistes- und Gemütszuständen rein gar nichts zu tun hat: Wenn einem Stimmen erzählen, man müsse eine Invasion aus dem All per Wäschespinne abwehren, oder wenn sich die Gewissheit darüber verfestigt, dass das Radio sämtliche PIN-Nummern der freien Welt an die Chinesen verrät, dient das kaum zur Verklärung der eigenen Gewöhnlichkeit.

Um eine solche geht es aber in aller Regel: Der vermeintliche Autist kann alles – vor allem sich aufführen, wie er will. Beglaubigt Ausgebrannte dürfen die stockende Karriere sausenlassen, genau wie einen langweiligen Gemahl. Ganz im Gegensatz zur psychiatrischen Diagnose geht es bei der gesellschaftlich kultivierten nicht darum, etwas zu pathologisieren, also in seiner Pathologie zu beschreiben, sondern darum, Nachlässigkeiten zu legitimieren oder wenigstens ein bisschen interessant zu machen.

Das Prinzip wird besonders im umgekehrten Fall deutlich, wenn Geisteskrankheit zwar auf der Hand liegt, Legitimation ihrer Folgen – und handle es sich auch nur um eine fehlerhaft implizierte – aber nicht in Frage kommt: Der norwegische Attentäter Anders Behring Breivik hielt sich zwar für einen Commander der Tempelritter mit dem Auftrag, den islamistischen Kulturmarxismus auszulöschen und eine neue norwegische Zuchtrasse aufzubauen, brachte aber laut Gerichtsgutachten 77 Menschen in seiner geistesklaren Freizeit um. Das Gericht attestierte volle Geschäftsfähigkeit für die Tat, übrigens im Einvernehmen mit dem Commander selbst. Das zeigt: Selbst als größenwahnsinniger und gemeingefährlicher Psychopath kann man immer noch gesellschaftliche Verantwortung übernehmen.

In diesem Sinne ist auch hyperaktives Politengagement zu begrüßen. Inwiefern solches nun Ausdruck jugendlicher Unkonventionalität, politischer Frische oder einer Hirnfunktionsstörung ist, möge doch der Wähler entscheiden.

Den Psychiatern, die immer alles nur durch ihr medizinisches Raster beurteilen, darf man diese Frage nicht stellen. Aber das tut ja auch niemand. Die Laiendiagnose gehört längst zu den Must-have-soft-Skills aufgeklärter Menschen. Um diese Kompetenz zu schulen und zu bereichern folgen nun weitere Alltagsmacken, definiert durch die Psychiatrie-Anleitung für Schnelldiagnosen auf Laienbasis (PAUSCHAL).

***1. Euthym-amotivationale Störung***: Kennzeichnend ist ein absoluter Mangel an Unzufriedenheit oder Getriebenheit über mindestens drei Monate. Chronischer Cannabiskonsum oder buddhistische Erleuchtung müssen zur Diagnosestellung sicher ausgeschlossen sein.

***2. Average Sexsyndrome (ASS)***: Die Diagnose gilt als bestätigt, wenn mindestens zwei von sechs Kriterien vorliegen: Monogamie über zwei Wochen, Geschlechtsverkehr seltener als zehnmal im Monat und unter 90dB Geräuschemission, überwiegende Nutzung des Küchentischs zum Essen, überwiegende Nutzung öffentlicher Grünanlagen zum Spazieren, Penetration ausschließlich natürlicher Körperöffnungen, jeglicher Verzicht beim Sex auf technische, pharmazeutische oder veterinärmedizinische Hilfsmittel.

3. ***Kommunikative Banalitis***: Klinisch imponiert gesteigerter Rededrang bei thematischer Einengung auf das Wetter, Konsumaktivität oder den letzten Tatort. Im weiteren Verlauf der Erkrankung kommt es häufig zum zwanghaften Posten von Körperfunktionen oder dem Verfassen von Sachbüchern über die eigene Elternschaft.

4. ***Grenzdebile Echolalie***: Bei rezidivierender TV-Serien-Exposition treten mit einer Latenzzeit von wenigen Stunden unkontrollierbare Synchrondeutschautomatismen auf wie »Oh – mein – Gott«, »Nicht wirklich« oder »Äh, hallo, geht's noch?« Die Prognose ist schlecht: Bei strenger Serien-, Promi-News- und Twitter-Abstinenz kann lediglich eine Defektheilung der eigenen Integrität erzielt werden.

5. ***Pseudointellektuelle Paralexie***: Betroffene fallen durch einen habituell falschen Gebrauch von Fremdworten auf: Gewöhnliche Ambivalenz oder Inkonsequenz wird als »schizophren« bezeichnet, ein Quantensprung für etwas Riesiges gehalten, kommunizierende Röhren für ihr genaues Gegenteil, nämlich eine umgekehrte Proportionalität. Pathophysiologisch liegt der Störung keine isolierte Unkenntnis, sondern stets eine damit kombinierte Überwertigkeit der kognitiven Eigenwahrnehmung zugrunde.

6. ***Progedient postironische Infantilisierung***: Die Störung ist gekennzeichnet durch eine Konservierung adoleszenter Profilierungsreflexe. Dadurch kommt es zum Gucken von »Star Trek«, Tragen von Slogan-Shirts oder Bescheidwissen über Popmusik bis deutlich über das 25. Lebensjahr hinaus. Die

ironische Bemäntelung der Reifungsretardierung und Trivialisierung wird im weiteren Verlauf zunehmend insuffizient. Das Vollbild ist erreicht, wenn der Betroffene Kinderhörspiele oder alte A-Team-Folgen an mindestens drei aufeinander folgenden Tagen in der Woche konsumiert. Es kommt üblicherweise zu einer schnell fortschreitenden Vernachlässigung von Sozial-, Berufs- und Sexleben.

7. ***Melancholia brandenburgensis***: Das Krankheitsbild wurde erstmals um die Jahrtausendwende im Berliner Umland beobachtet und ist durch folgende Grundstörungen charakterisiert: Bindungs- und Entscheidungsschwäche, narzisstisch-larmoyante Selbstbespiegelung, provinzidealisierende Wahnvorstellungen. Die Konstellation wird in der Regel um das dreißigste Lebensjahr klinisch manifest, und zwar durch wochenendliches zielloses Rumstreifen in Straßendörfern und Biosphärenreservaten sowie Storchbeobachtungen und Trennungsgespräche. Typisch ist außerdem das Entwickeln von Romanideen und der hohe Selbstmitleidsdruck.

8. ***Phobisch-averses Netzverhalten***: Zwei von vier Merkmalen müssen vorliegen, um die Störung zu diagnostizieren: Nicht Beachten von E-Mails über drei Stunden, keinen Facebook-, Xing-, Google+- oder wenigstens MySpace-Account, verbale oder sogar physische Kontakte mit Menschen an mindestens zwei Tagen in der Woche, kein globales Sendungsbedürfnis bei Wahlen, Naturkatastrophen, Grand-Prix-Ausscheidungen oder Schluckauf.

9. ***Promotio generale pseudologica (Morbus Guht)***: Nach dem Erwerb akademischer Titel entwickeln sich Durchblicksphantasien, die zu läppischen Generalisierungen komplexer Zusammenhänge in Medizin, Gesellschaft und Showgeschäft

führen. Der Verlauf ist hochvariabel und kann von sozialer Deprivation bis zu Talkshowruhm reichen.

***10. Nicht näher bezeichnete Störung unklarer Genese***: Notfalldiagnose, falls keines der obigen Kriterien auf die Schnelle passt.

KAPITEL 19

# Vernetzt und zugenäht

*Medizin im Internet geht oft nur virtuell*

Der Buchdruck, die Gutenberg-Bibel, revolutionierte vor 560 Jahren die Medienlandschaft. Was leicht war, da diese zuvor lediglich aus zugigen Klosterarchiven bestanden hatte, vollgerümpelt mit lateinischem Gekritzel, das niemand lesen durfte, konnte oder wollte. Das Printmedium aber veränderte die Welt. Wissen ließ sich jetzt verbreiten und wurde jedem zuteil, der lesen konnte. Eine Kulturleistung, die nicht nur kommenden gesellschaftlichen Umbrüchen den Weg ebnete, sondern auch Medizin und Wissenschaft modernisieren und verbreiten sollte.

Das Internet, die digitale Revolution, hat diese Entwicklung in den letzten zwanzig Jahren vollendet. Information ist nun in unerschöpfbarer Fülle, überall und zu jeder Zeit verfügbar. Mehr noch: Dadurch, dass das Netz multimediale und interaktive Kommunikation erlaubt, kann praktisch jeder mitmischen – ohne dafür noch notwendigerweise richtig lesen, schreiben oder denken können zu müssen.

***#Saskia:*** »Jeder (jede Frau zumindest) weiß, dass man bei einer Blasenentzündung viel Wasser oder Tee trinken soll, damit die Bakterien ausgeschwemmt werden. Mir dauert das aber zu lange. Man nehme also einen Teebeutel Kamillentee, übergieße ihn mit warmem Wasser und rolle ihn ein wie einen Tampon. Ja, ihr könnt euch schon denken, auch die Verwendung ist dieselbe und das Rückholbändchen ist auch schon dran. Die Linderung setzt schon nach ein, zwei Minuten ein. Dies ist ein wirklich ernst gemeinter Tipp für aufgeschlossene Frauen! Ach ja, man sollte darauf achten, dass der Beutel eine gute feste Qualität hat, wär ja 'ne Sauerei, wenn das Ding reißt. Bewährt hat sich beispielsweise der Kamillentee von Lidl.«[1]

Dieser Beitrag von »Saskia« in einem Internet-Forum zum leidigen Thema »Blasenentzündung« zeigt moderne Gesundheitskommunikation in Idealform: praxisnah, innovativ, unorthodox. Das Web hat eine neue Informationskultur geschaffen. Ehemaliges Exklusivwissen ist nun ständig und überall verfügbar. Es gibt unzählige Seiten, die alle erdenklichen medizinischen Inhalte offenbaren – wenn man sie denn fände. Doch Suchmaschinen wie Google und äh … also eigentlich nur noch Google dienen dem Interessierten zu jedem Suchbegriff in Sekundenschnelle viele, viele passende Netzadressen an. Sechzig Prozent der deutschen Internet-User informieren sich auf diese Weise im Netz über Gesundheitsthemen. Noch vor ein paar Jahren war man auf die Zeit und Belesenheit elitärer Ärzte oder entsprechend langweiliger Fachliteratur angewiesen, wenn es irgendwo zwickte, brannte oder rauslief. Heute ist jede gewünschte Information nur einen Klick entfernt.

Vor allem aber erlauben die beidseitig klaffenden Kommunikationskanäle des Mediums, aktiv Probleme und Fragen zu diskutieren. Foren zu Gesundheitsthemen sind beliebt. Hier kann jeder Wissen beitragen oder eben auch konkrete Fragen stellen.

1 Alle Zitate sind Originalbeiträge aus zwei Gesundheitsforen zum Thema Blasenentzündung.

***#Melly:*** »Oho, schleust man so nicht noch mehr Bakterien ein?? Also wenn, würde ich den Teebeutel mit kochendem Wasser übergießen und abkühlen lassen. Trotzdem glaube ich, dass dieser Tipp eher schädlich ist. Mich würde da mal eine ärztliche Meinung interessieren.«

Durch die Möglichkeit zur Reaktion entsteht ein kritischer Diskurs, weit dynamischer und interaktiver, als es ehemals verkrustetete Lehrmeinungen zuließen. Zwar beruft »Melly« sich noch zaghaft auf eine solche und fragt nach einer ärztlichen Meinung. Die kann auch berücksichtigt werden, übt aber keine Autorität mehr aus, nur weil sie qualifiziert ist. Dass eine Blasenentzündung auf einem bakteriellen Infekt beruht, der antibiotisch behandelt werden muss, stellt schließlich nur *eine* Sichtweise dar. Eigenverantwortung, demokratische Mitbestimmung und Akzeptanz von Medizin kann aber erst entstehen, wenn alle mitreden können, auch jene, die nicht den geringsten Schimmer haben, wovon sie eigentlich reden.

***#Urmel:*** »Kamillentee wirkt desinfizierend. Leide leider ständig unter Blasenentzündung und bin um jeden Tipp dankbar! Ich finde den Tipp top.«

***#Conny:*** »Ehhm – Du führst den Kamillentee in die Vagina ein? Die hat aber anatomisch mit der entzündeten Blase überhaupt nichts zu tun! Lindernd (aber nicht heilend) wirkt in diesem Fall höchstens die Wärme.«

So langsam prägt sich ein Meinungsbild aus, dank Schwarmintelligenz. Verschiedene Bruchstücke an Information werden kontextuell zusammengetragen: Kamille wirkt also antibakteriell. Die Vagina wärmt die Blase. Um richtig heilen zu können, müsste der Teebeutel durch die Harnröhre. Es werden Zusammenhänge deutlich, die eine singuläre Autorität gar nicht so schnell erfassen könnte. Ein kreativer Prozess entwickelt sich. Warum eigentlich nicht auch andere Therapeutika effektiv dort reinschieben, wo das Problem tatsächlich besteht? Was ist mit der Wärmflasche?

***#Suse:*** »Als ich das Problem mal hatte, hab ich in einem Naturheilbuch nachgesehen und Folgendes gemacht: Eine große Knoblauchzehe mit Faden versehen und ansonsten wie oben beschrieben. Hat bei mir sehr gut geholfen.«

Oder so! Da kommt man alleine ja nicht drauf.

Kritik an der Informationsbeschaffung und interaktiven Wissensgenerierung im Netz wird aber auch laut. Das Internet sei in erster Linie gar nicht dafür da, Informationen zu verteilen, sondern Werbekontakte. Soll heißen: Nicht der User findet Inhalte, sondern umgekehrt.

Zwar ist das bei konventionellen Medien auch nicht anders, allerdings werden kommerzielle Interessen im Web noch weniger transparent. Viele Gesundheitsseiten stellen Werbeplattformen dar für Pharmafirmen, Lebens-, Reinigungs- oder Düngemittelhersteller, die eine Nachfrage für ihre Produktabfälle, sprich: Nahrungsergänzungsstoffe schaffen wollen. Dass Foren, soziale Medien oder Kundenrezensionen regelhaft infiltriert sind von Werbebotschaften, dass ganze PR-Agenturen diesbezüglich beschäftigt und im Netz unterwegs sind, gilt als offenes Geheimnis. Möglicherweise handelt es sich bei »Saskia« in Wirklichkeit um eine »aufgeschlossene« Werbekauffrau, die dem Lidl-Kamillentee ein frisches Branding und höheres Marktvolumen verschaffen soll.

Auffällig unverhohlen und redundant preisen auch andere Netzautoren bestimmte Artikel als ideal zur Blasenentzündungsprophylaxe:

***#Anne:*** »1. Intim-/ Anusbereich nur mit Joghurt waschen. 2. 1–2mal täglich in Joghurt getränkten Tampon in die Scheide einführen, Scheidenaußenbereich mit Joghurt einschmieren. 3. Beim Sex kein Gleitgel, sondern Joghurt verwenden: Klitorisstimulation mit Joghurt, auch auf den Penis nur Joghurt statt Gleitgel auftragen. Mit Spritze ca. 25 ml vor Geschlechtsverkehr einführen, am besten Beine zum Bauch anziehen, damit Joghurt tiefer in die Scheide einfließt. Während des Geschlechtsverkehrs läuft das ganze Joghurt wieder heraus. Restjoghurt mit Sperma herauslaufen lassen, nochmals 25 ml einführen.«

Dass Milchsäurebakterien geeignet sind, um der Scheide ein saures und damit bakterizides Milieu zu bereiten, ist ja im Prinzip richtig. Doch befinden diese sich auch so an Ort und Stelle, ohne dass es dafür einen Familieneimer Milchspeise ins Liebesspiel einzubeziehen gilt. Gut möglich, dass hier ein neuer Markt abgesteckt werden soll.

Auch möglich, dass lediglich zu einer passiv-aggressiven Form sexueller Verweigerung angeleitet wird. Denn der Zusammenhang zwischen sexueller Aktivität und Infektionen im Urogenitalbereich ist offenkundig. Begünstigt durch die kurze weibliche Harnröhre und die anatomische Nähe zum Darmausgang, können Darmbakterien beim Sex in die Blase gelangen. Von »Honeymoon-Zystitis« ist daher mitunter auch die Rede. Oder auch von »Gangbang-Zystitis«, denn je nach Intensität oder Art des Paarungsverhaltens steigt das Risiko, wie »Biene« weiß.

***#Biene:*** »Und vor allem aufpassen, wenn ihr Analverkehr habt. Auch davon bekommt Frau leicht eine Blasenentzündung.«

Das stimmt nur bedingt. Denn bei dieser Praktik bleiben die Darmbakterien ja genau da, wo sie hingehören. Biene meint wahrscheinlich das Risiko einer gewissen Unentschlossenheit oder Beliebigkeit beim Liebesakt, frei nach dem beliebten Après-Ski-Hit »Wir steigen auf das Matterhorn, mal von hinten, mal von vorn«.

Hier zeigt sich ein weiteres Problem virtueller Kommunikation. Informationen sind häufig unvollständig oder aus dem Zusammenhang gerissen, was der medizinische Laie (oder sexuell Unerfahrene) nicht ohne weiteres erfassen kann.

Hochselektiv läuft aber bereits der Suchprozess im Internet ab. Wer sich über Blasenentzündung informieren möchte, wird völlig unterschiedliche Inhalte finden, je nachdem ob derjenige nach »chronisch rezidivierender Zystitis« googelt oder nach »Blase« und »Sex«. Vor allem wird den entsprechenden Treffern vermutlich höchst unterschiedliche Aufmerksamkeit zuteil.

Ablenkung droht stets und ständig im Netz, zumal derlei Angebot nachfragebedingt jenes an seriöser Information auch drastisch übersteigt. Leicht landet man bei der unbedachten Gesundheitsrecherche auf www.hot-pussy.de oder verliert sich in essayistischen Abhandlungen darüber, ob die Klingonen in den ersten Enterprise-Staffeln zwei Blasen hatten, wie es in der unsynchronisierten »Star Trek«-Filmversion angedeutet wird.

Diese unbegrenzte Informationsvielfalt führt dazu, dass User im Internet ganz überwiegend das finden und erfahren, was sie ohnehin schon immer falsch verstanden haben. Eingeben bei Google kann ja jeder schließlich nur das, was er kennt – und das ist oft nicht viel. Mancher Kulturpessimist beklagt daher, dass die Dummen im Netz nur noch dümmer würden. Und die Kranken gar immer kränker? Man muss es manchmal fast befürchten, etwa beim Studium des folgenden Beitrags.

***#Buggi:*** »Wer Angst vor Bakterien hat, soll den Teebeutel vorher in Alkohol tränken, vorzugsweise Jägermeister oder Kümmerling. Das brennt nicht so sehr. Und mit dem gelben oder grünen Ausfluss ist das dann auch nicht mehr so schlimm. Wenn du mal 'nen Kerl abschleppst, hat der noch was Leckeres zu schlecken, und die Möse ist mal wieder geputzt.«

Vor solchen Beiträgen muss gewarnt werden. Es liegt eine fahrlässige Anleitung zur Fehlmedikation vor: Kümmerling ist natürlich nur für den Magen.

Doch solche Ausreißer gehören zur Meinungsvielfalt nun mal dazu. Es handelt sich lediglich um leichte Turbulenzen im digitalen Strom der Erkenntnis. Dafür kann man in Echtzeit gleich eine Gegenposition einholen und wieder eine andere und noch eine weitere ... und noch eine.

Damit einem nicht irgendwann die neuronale Festplatte abstürzt, sorgt Google für Ordnung. Sein Suchalgorithmus fischt nämlich vorzugsweise solche Adressen aus dem Netz, die mit dem eingegebenen Begriff besonders oft verknüpft wurden. Vorteil: Informationen und Meinungen sind bereits mehrheitsfähig, wenn man sie findet. Nachteil: Sie müssen nicht unbedingt stimmen.

Aufsehen erregte zum Beispiel der Fall der ehemaligen Präsidentengattin Bettina Wulff, die zumindest laut Google-Suche eine gewisse Nähe zum Rotlichtmilieu hegte. Die kam bloß zustande, weil viele Menschen nach der Begriffskombination gesucht hatten.

Die Nachfrage an Realität bestimmt somit ihr Angebot. Eigentlich ein sagenhafter Zustand, der aber das Risiko der

Mythenbildung birgt – oder zweifelhafter Behandlungspraktiken. Wer nach »Blasenentzündung« sucht, landet ganz schnell bei »Kamillentee«. Von da ist es nicht mehr weit zu »Kümmerling«, »Möse« und »Bettina Wulff«.

Dennoch bieten sich ungeahnte Möglichkeiten. Schließlich liefert Google nicht nur, sondern bezieht auch reichlich, nämlich die Daten seiner Nutzer, all die Wege und Adressen, denen sie im Netz gefolgt sind. Dass diese Informationen brauchbarer sind als jene, die die User üblicherweise erhalten, zeigt sich auch an medizinischen Beispielen. Epidemiologen gelang es bereits, Grippewellen am Surfverhalten vorherzusagen: In Regionen, wo sich die Grippe anbahnte, googelten die Menschen verstärkt nach Erkältungssymptomen oder entsprechenden Therapien. Enorme Möglichkeiten ergeben sich daraus. Würden Foreneinträge wie die oben zitierten zeitlich und örtlich gehäuft auftreten, könnten Krankenhäuser und Praxen ihre Kapazitäten darauf einstellen, Apotheken Antibiotika bereitstellen und Lidl schon mal ordentlich Kamillentee einlagern.

*KAPITEL 20*

# Selbsterfahrungs-Bonus

## *Lange leben in Echtzeit – die Suchmaschinenreportage*

**11.42 h:** Mein Rechner fährt seit zwei Minuten hoch. Draußen trudelt das erste Herbstlaub auf die Straße. Es sind Momente wie dieser, in denen man ins Sinnieren kommt: Neigt das Jahr sich tatsächlich schon wieder seinem Ende zu? Wo rast die Zeit nur hin? Wie lange kann das noch so weitergehen?

**11.47 h:** Der Computer ist wach, genau wie ich jetzt. Die letzten Minuten bin ich biographischen Zwangsgedanken nachgehangen und habe dabei festgestellt, dass mein Rentnerdasein nur noch so weit weg ist, wie mein Abitur zurückliegt, dass selbst dreißigjährige Frauen mittlerweile »ein bisschen jung« für mich sind, dass das schwarze Loch, in das die Zeit mich reißt, immer näher kommt. Instinktiv google ich »jung bleiben«. Die Überlebensreflexe funktionieren zumindest noch.

**11.48 h:** Gleich ein Volltreffer! Ich bin auf den Antiaging-Rezepten von »Playmate des Jahrhunderts« Gitta Saxx gelandet. Gitta hält dort aus unerfindlichen Gründen einen Krug Wasser schief ins Bild, setzt ansonsten aber durchaus optische Reizpunkte. »Jung bleiben für Anfänger« lautet ihr Slogan. Ich bin multimedial angesprochen und möchte mehr erfahren.

**11.57 h:** Purer Etikettenschwindel! Gitta empfiehlt warmes Wasser, Meditation und Zähne putzen als Antiagingmaßnahmen und ist – wie ich weiter recherchiert habe – Playmate des letzten (!) Jahrhunderts und mit 48 Jahren im Jungbleiben nun wirklich keine Anfängerin mehr. Also weitersuchen ...

**12.10 h:** Neugierig bleiben und trotzdem zur Ruhe kommen, den Flow finden und nebenbei Rituale fördern, ordentlich vögeln und dabei wenig schwitzen: Was der Suchalgorithmus sonst noch so an Ratschlägen zum Jungbleiben ausspuckt, führt regelhaft an die Grenzen praktischer Umsetzbarkeit – und journalistischer Qualitätsmaßstäbe. T-Online zumindest gibt einen handfesten, schon beinahe mechanistischen Tipp und empfiehlt Zink für eine lange Laufzeit. Das erinnert mich an ...

**12.19 h:** Genau: Zink-Kohle-Batterien, wie Wikipedia schnell mal bestätigt hat. Die halten allerdings eher kurz, weil ausfallendes Diaminzinkchlorid ihren Widerstand erhöht, worauf sie aufwendig entsorgt werden müssen. Konnte man früher im Fernsehen sehen. Auf YouTube gibt es doch bestimmt diesen Clip mit den lustigen Hasen ...

**12.23 h:** Ja, gibt es. Habe ich mir gerade angeguckt. Hat mich deprimiert. Dass der Spot lief, ist dreißig Jahre her. Dreißig Jahre! Werde ich in noch mal dreißig Jahren überhaupt noch hier sein? Ich muss meine Suchstrategie ändern und vor allem bei der Sache bleiben, sonst bin ich in ein paar Jahren entweder hinüber oder immer noch auf YouTube. Ich gebe »lange leben« ein.

**12.24 h:** Das ist interessant. Es gibt einen Ort dieses Namens. Handelt es sich um das sagenhafte Shangri-La, wo Weisheit,

Freiheit und Gesundheit herrschen? Falls ja, liegt es im östlichen Niedersachsen, bei Königslutter. Wer dachte, die Gegend habe bloß Autobahnbaustellen und Atommülllager zu bieten, ist zunächst mal überrascht ...

**12.41 h:** ... und bald ernüchtert. Langeleben ist eine Waldlichtung nebst Burgruine, wo man heute die Asche Verstorbener endlagern kann. Lange leben lässt sich theoretisch nur in der eben so benannten Seniorenresidenz – allerdings auch nur, wenn man diesbezüglich schon ziemlich in Vorleistung gegangen ist.

**12.57 h:** Da scheint Okinawa schon eher der richtige Ort für eine recht lange Lebenszeit zu sein, wie ich auf gofeminin schnell noch gelesen habe. Auf der japanischen Insel werden fünfmal mehr Menschen hundert als bei uns – sofern sie sich ausgewogen ernähren, viel bewegen und Japaner sind. Im nächsten Leben vielleicht ...

**13.02 h:** Ich bin bereits über eine Stunde im Netz und noch nicht weitergekommen. Vielleicht sollte ich meine Ansprüche relativieren – und die Adverbien gleich mit. »Länger leben« sollte ausgewogene Ergebnisse liefern.

**13.03 h:** Die Autovervollständigung der Suchmaske ist mir mit »länger können« zuvorgekommen. Offenbar fürchten die meisten Internet-User mehr noch als ein vorzeitiges Ende einen vorzeitigen Abgang.

**13.36 h:** Schon interessant, was sich mit der eigenen Dammmuskulatur, Darmspiegelungsphantasien und etwas Natodraht alles bewirken lässt. Verlängert nur leider nicht das Leben, sondern bloß den »kleinen Tod«.

**13.59 h:** »Länger leben« bringt es nicht – zumindest als Suchbegriff: Weniger Fleisch, mehr Sport, inneres Gleichgewicht halten. Nichts, was nicht schon bei Gitta zu erfahren gewesen wäre, nur ohne Bikinifotos. Vielleicht waren die bisherigen Stichworte einfach zu lapidar. Etwas Wissenschaftlich-Seriöses muss her: »Lebensverlängerung« klingt schon eher nach aerzteblatt.de.

**14.01 h:** Na bitte. Auf dem »Forum Lebensverlängerung« wird es endlich interessant und konkret: Antiaging, Telomerverlängerung, Transhumanismus, Kyronik lauten nur einige grobe Themenfelder, deren zahlreiche Unterpunkte genug Raum gewähren, um seitenlanges Halbwissen zu posten, uferlose Bloggs zu verlinken und einsame lange Nächte zu verbringen. Und das soll ich alles lesen? Ich schaue auf die Uhr und hinterlasse eine Nachricht: Sollte ich um Mitternacht bewegungsstarr und mit irrem Blick immer noch vor dem Computer sitzen, möge man den nächsten Anstalts-Notdienst alarmieren oder am besten gleich den GSG 9.

**16.38 h:** Mir schwirrt der Schädel. Mir bluten die Augen. Ich gebe auf. Seitenweise Nerdkonversation über Apoptosegene, Telomerasehemmung und Stammzelltherapie habe ich studiert und mich dabei schutzlos den Allmachtsphantasien ihrer Verfasser ausgesetzt. Tausend Jahre alt wollen diese Menschen werden. Wozu eigentlich? Um noch mehr Zeit mit Fachsimpelei im Internet verschwenden zu können? Doch vermutlich richtet sich mein Ärger bloß gegen mich selbst. Vier Stunden habe ich vor dem Bildschirm gehockt und mir mit Hilfe einer Suchmaschine meine eigene Plan- und Ziellosigkeit vorgeführt. Ich werde dadurch nicht länger leben, sondern mindestens vier Stunden weniger gelebt haben, weil ich mich in betreffender Zeit nur von einer enttäuschten Erwartung zur nächsten habe locken lassen. Mein inneres Gleichgewicht war schon mal ausgewogener. Ich brauche dringend etwas Ablenkung. Wo war noch gleich der Duracell-Hase?

*KAPITEL 21*

# Da helfen keine Pillen

***Medikamente wirken am besten, wenn man auch krank ist***

Die Pharmazie spaltet die Gesellschaft. Es gibt Leute, die halten sie für pure Magie: Egal ob Dschungelvirus, Blutsturz oder generalisierte Zellkernschmelze – Tabletten werden es richten. Andere hingegen sind überzeugt, dass Medikamente lediglich dazu dienen, Sucht und Allergien zu verbreiten, Flüsse zu verpesten und die Erlösung der Menschheit durch außerirdische Superwesen zu verhindern. Letzteres glauben zumindest Scientologen, weshalb sie vor allem Psychopharmaka grundsätzlich ablehnen – möglicherweise aber auch gerade *weil* sie es tun.

Auch wenn das extreme Positionen sein mögen, zwischen Heilserwartung und Verschwörungstheorie schwanken viele. Wer hat noch nicht die Gnade der Pharmazie erfahren und gepriesen, wenn mildtätiges Paracetamol die Schatten aus dem Ruder gelaufener Tequila-Partys auflöste. Oder wenn verlässliches Loperamid den Darm diskret wieder besänftigte, nachdem man so unvorsichtig gewesen war, morgens um drei unbedingt noch die Buletten im Texas-Grill kosten zu müssen ...

Andererseits: So ein Beipackzettel ist nichts zum Vorlesen in der Snoozle-Ecke. Und es kann auch ganz schön verunsichern, wenn ein Apotheker förmlich nach dem Technischen Hilfswerk schreit, nur weil man ihm abgelaufene Schmerzmittel zum Entsorgen vorbeibringt. Nach dem Motto: »Das kann man nicht einfach wegwerfen, das hätten Sie nehmen müssen.«

Keine Frage: Fluch und Segen liegen eng beieinander. Die Sache ist komplex. Halten wir uns also zunächst an die Fakten: Rund 40 Milliarden Euro setzen allein deutsche Pharmaunternehmen im Jahr um. Folgt man der Logik des Marktes, kann das Zeug so übel schon mal nicht sein. Zugegeben: Von Marktbedingungen kann hier kaum die Rede sein – die Preise werden festgelegt und von der Solidargemeinschaft pflichtschuldig bezahlt, gesetzlich garantierte Nachfrage quasi, die noch dadurch erhöht wird, dass Konsumverweigerer Leib und Leben aufs Spiel setzen. Das gibt es sonst eigentlich nur noch im sizilianischen Gaststättenschutz.

Doch die Pharmazie hat ja auch echte Erfolgsgeschichten zu bieten. Antibiotika und Impfungen nahmen Infektionskrankheiten ihren Schrecken. Noch vor sechzig oder siebzig Jahren konnte eine Lungenentzündung oder ein eingewachsener Zehennagel leicht das Ende bedeuten. Heute geht es für derlei Unbill oft noch nicht mal mehr ins Krankenhaus. Der Hausarzt verschreibt »Tabletten« und damit hat es sich.

Penicillin zum Beispiel tötet Bakterien, indem es deren Zellwandsynthese behindert. Die Wand hält dann nicht dicht, Wasser strömt ein, der Keim platzt – hasta luego, Baktus!

Neben diesem klassischen Antibiotikum gibt es noch zahlreiche weitere, deren Wirkweisen der genannten an Heimtücke in nichts nachstehen. Dennoch helfen viele der Mittel nicht mehr. Denn Bakterien strafen jeden Evolutionskritiker Lügen und passen sich ständig an. Werden nur wenige durch Mutation unempfindlich gegen ein Antibiotikum, vermehren sie sich besonders gut, wenn genau das Mittel zum Einsatz kommt, da es ihnen nun einen Selektionsvorteil verschafft. Solche Resistenzen breiten sich also da besonders schnell aus, wo viele Keime und viele Antibiotika zusammenkommen: in der Schweinemast, im Krankenhaus und in der Bedienung vom Texas-Grill.

Deshalb besteht im Prinzip eine ständige Nachfrage nach neuen Mitteln, die allerdings in Reserve gehalten werden müssen, damit nicht gleich wieder neue Resistenzen entstehen. Die Nachfrage nach Reservemittel ist für Pharma-, also Wirtschaftsunternehmen aber etwa so interessant wie ein eingewachsener Zehennagel, um im Bild zu bleiben. Da muss man sich von verabschieden, genau wie von manch weniger sinnbildlicher Gliedmaße, wenn sie denn dann von multiresistenten Keimen angenagt ist.

Initiativer wird die Branche bei Mitteln, deren Erfolg nicht so selbstlimitierend ist. Etwa dadurch, dass sie ihre Wirkung verlieren oder dass Patienten durch sie allzu gesund würden und keine Medizin mehr bräuchten. Statine sind so eine Substanzgruppe, die alle glücklich macht. Sie hemmen ein Enzym der Cholesterinsynthese, was dazu führt, dass mehr »gutes« Cholesterin als »schlechtes« im Blut umhertreibt.

Auf diese Weise soll aber nicht nur das Gute im Menschen bewahrt, sondern auch Arteriosklerose vorgebeugt werden, jener chronischen Gefäßversteifung, -verengung und -entzündung, die zu Herzinfarkten und Schlaganfällen führt. Tatsächlich können die Mittel bei Patienten mit bestimmten Gefäßrisiken die Zahl derer, die innerhalb von fünf Jahren versterben, um gut zwei Prozent senken.

Mit Arteriosklerose verhält es sich allerdings ähnlich wie mit sadistischen Pflegekräften: Man kann weder mit noch ohne alt werden. Schon vierzigjährige Adern weisen entsprechende Veränderungen auf, die aber keine Beschwerden verursachen, solange sie unterhalb eines gewissen Ausmaßes bleiben.

Da das aber oft nur eine Frage der Zeit ist, könnte man

doch gleich jedem ab vierzig die Pillen geben, fordern manche Mediziner. Der amerikanische Krebsexperte und Bestseller-Autor David Agus meint gar, mit ihrer Hilfe jede Krankheit und unerwartetes Ableben vor dem 110. Geburtstag abschaffen zu können. Lebenswirklichkeit und Studien widersprechen dieser These allerdings: Gesunde Personen leben durch die »primärprophylaktische« Einnahme eher nicht länger. Die bekommen davon höchstens Diabetes.

In großen Studien fiel zuletzt auf, dass etwa einer von hundert unter der Therapie zuckerkrank wird. Das ist natürlich besonders ärgerlich, wenn man vorher völlig gesund war. Kleiner Trost: Durch den Diabetes liegt nun ein Gefäßrisiko vor – man braucht die angebrochenen Statine also nicht wegzuwerfen.

Wegen derartiger Nebenwirkungen geraten Medikamente aber auch leicht unter Generalverdacht: Kortison, Antibiotika oder gar Analgetika gelten bei vielen als Teufelszeug, als Instrumente eines faustischen Doppelspiels, das unweigerlich einen hohen Preis fordert: Nierenversagen, Leberzerfall, Nessel- oder Schmerzmittelsucht – schon flüchtiges Überfliegen des Beipackzettels zementiert den bangen Gedanken: Irgendetwas wird dabei sein.

Die um kein Detail verlegenen und der Produktbindung eher abträglichen Informationsbeilagen stellen allerdings keine Warnhinweise im engeren Sinne dar, sondern müssen per Gesetz alle Zwischenfälle aufführen, die je mit dem Wirkstoff aufgetreten sind. Der Beipackzettel dient also nur der Sicherheit – und zwar der des Herstellers, damit den später keiner verklagen kann, wenn es doch mal zu »überaus seltenen« Lähmungserscheinungen kommen sollte.

Dennoch lässt sich beruhigt feststellen: Nebenwirkungen treten nicht übermäßig oft auf. »Seltene« unerwünschte Ereignisse kommen definitionsgemäß bei weniger als einem

Promille der Fälle vor. Als »häufig« muss ein Effekt bereits deklariert sein, wenn er nur bei ein bis zehn Prozent der Behandelten auftritt. Bei Statinen wären das beispielsweise Schwindel, Verstopfung, Diabetes oder eben das Verhindern von Gefäßverschlüssen bei Arteriosklerose.

Es gibt also nicht nur unerwünschte Nebenwirkungen. Legendär ist die Geschichte von Sildenafil. Der durchblutungsaktive Wirkstoff sollte eigentlich Lungenhochdruck senken, erhöhte aber mehr noch den Lendendruck männlicher Patienten – und den Leidensdruck von Prostituierten. Benannt in Viagra ging das Mittelchen daraufhin gewissermaßen durch die Bettdecke.

Risiko und Nebenwirkung der umgewidmeten Potenzpille bestehen nun in der starken Blutdrucksenkung, die zum Kollaps führen kann. Da kann es also durchaus passieren, dass man schon vor dem Sex einschläft – ein bei Männern bislang unbekanntes Phänomen, das bei Frauen hingegen bekanntermaßen gelegentlich auftritt, vor allem auf Technopartys.

Zentralnervös wirksame Medikamente wie Schlaf- und Schmerzmittel oder gar Psychopharmaka haben auch deshalb keinen guten Ruf. Ihnen haftet der Nimbus von Kontrollverlust, Sucht und Beatnik-Literatur an, Dingen also, die der gewünschten medizinischen Ordnung eigentlich krass widersprechen. Oder der Deutungshoheit anderer Heilslehren, wie beispielsweise Scientology. Der bekennende Scientologe und Schauspielerdarsteller Tom Cruise schimpfte im US-Fernsehen schon einige Male auf Psychopharmaka und bezeichnete die komplette Psychiatrie als Pseudowissenschaft. Seriös sei hingegen der Ansatz, die in menschlichen Körpern degenerierten außerirdischen Seelen mit Hilfe von Voltmetern und dem Überweisen von tierisch viel Kohle an die Sekte zu befreien. Psychopharmaka würden diesen irren Plan nur stören.

Da mag der Mime richtig liegen. Andererseits besteht der Ruf von zombiegenerierenden »Psychodrogen« meist zu Unrecht: Studien haben gezeigt, dass beispielsweise moderne Mittel gegen Depression, wie das in Amerika als »Prozac« berühmte Fluoxetin, häufig kaum besser wirken als ein Placebo, also im wissenschaftlichen Sinne so gut wie gar nicht.

Zur Erinnerung: Bei Placebos handelt es sich um Scheinmedikamente, die bei Studien eingesetzt werden, um herauszufinden, ob die zu überprüfende Medikamentenwirkung nicht bloß auf Einbildungskraft beruht. Genau das scheint bei dem Antidepressivum demnach der Fall zu sein.

Fachleute wollen die Wirksamkeit der Mittel deshalb aber nicht in Frage gestellt wissen: Autosuggestion sei bei psychischen Leiden nun mal sehr mächtig. So mächtig, dass sie die Medikamenteneffekte überdecken könne. Ganz ähnlich also, wie auch der Glaube an Scientology mitunter stärker sein kann als die echte Superpower aus dem All.

Möglicherweise helfen Medikamente aber nur dann so richtig gut, wenn man auch richtig krank ist. Bei schweren Depressionen nämlich ließ sich eine stimmungsaufhellende Wirkung von Prozac gegenüber Placebo nachweisen. In den USA aber nehmen schätzungsweise zwanzig Millionen Menschen die Pille ein, mehrheitlich um Stress und Abgespanntheit zu lindern. Die könnten laut Datenlage auch was anderes konsumieren – chinesische Smartphones, deutsche Autos oder tiefentektonische Energievorräte etwa. Dabei drohen allerdings schwere Nebenwirkungen von Elektrosmog bis Erderwärmung. Dann doch lieber einfach mal die Seele ein bisschen taumeln lassen.

So viel kann dabei nicht passieren. Pharmakritiker und Medizingläubige können sich gleichermaßen entspannen: Nebenwirkungen treten auch nicht häufiger auf als die erwünschten Effekte der Medizin. Vorausgesetzt natürlich, die Pillen werden korrekt eingenommen. Dabei ist das ganz leicht. Die folgenden zehn Pharmaregeln machen jeden Warnhinweis vergessen:

**1.** Nehmen Sie Tabletten nur ein, wenn Sie auch krank sind. Das erhöht die Erfolgsaussichten beträchtlich.

**2.** Nehmen Sie Neuroleptika, also Mittel gegen Wahnvorstellungen, hingegen nur ein, wenn Sie absolut überzeugt sind, nicht krank zu sein.

**3.** Meiden Sie Tabletten mit wenigen oder gar keinen Nebenwirkungen – die helfen nämlich genauso wenig.

**4.** Bedenken Sie bei langfristiger Medikamenteneinnahme stets das Verfallsdatum – nicht nur das der Medizin, auch Ihr eigenes.

**5.** Nehmen Sie bei Auslandsaufenthalten genug Fieber-, Schmerz-, und Durchfallmittel mit. Sollte die Reiseapotheke bereits nach wenigen Tagen leer sein, verlassen Sie das Land, falls Sie noch können.

**6.** Bedenken Sie, dass im Ausland erworbene Medizin nicht immer hiesigen Standards genügt und dass die Einfuhr eventuell Probleme beim Zoll bereiten kann. Das gilt etwa für afghanisches Mohnextrakt oder Hochland-Nervenpulver aus Peru.

**7.** Nehmen Sie Antibiotika weiter wie vom Arzt verordnet, auch wenn es Ihnen nach kurzer Zeit wieder bessergeht. Absetzen sollten Sie das Mittel nur, wenn es den Bakterien nach Einnahme bessergeht.

***8.*** Falls Sie mehrere Tabletten einnehmen müssen, sollten Sie sich einen fixen Einnahmeplan machen. Grundsätzliche Regel: Medikamente gegen Übelkeit sollten immer zuerst, Schlafmittel dagegen ganz zum Schluss eingenommen werden.

***9.*** Placebos können stärker helfen als mancher Wirkstoff. Als besonderen Service packt die Pharmaindustrie daher in jede Tablette auch unwirksame Substanzen. Die zusätzliche Einnahme von Schüssler-Salzen, Globuli oder Mondscheinwasser ist also im Prinzip überflüssig.

***10.*** Achten Sie auf Nebenwirkungen. Kontaktieren Sie Ihren Arzt, wenn Sie nach der Einnahme das Gefühl haben, Ihre Organe würden irgendwie Schaden nehmen. Sollten Sie hingegen anhaltende Glückszustände oder Erektionen oder beides bemerken, kaufen Sie Aktien des Herstellers.

***11.*** Nehmen Sie im Texas-Grill nichts ein, was nicht eingeschweißt war.

KAPITEL 22

# Für mein Alter noch recht jung …

*Antiaging schützt nicht vorm Altwerden, allenfalls vorm Reifen*

Was haben Lemmy, Keith Richards und Udo Lindenberg gemeinsam? Ja klar, die Leberwerte. Aber was noch? Genau: Sie benutzen vermutlich keine Antiaging-Produkte, sieht man mal von Hüten, Ganzgesichtsbrillen und Popindustrie ab. Als Rocker vertreten und verkörpern sie eine Kunstform, die per se das vitalisierende Gefühl der Jugend nährt: den Aufbruch, die Rebellion, die egomane Einfalt. Rock 'n' Roll will never die! Er altert nicht, weil er das Alte niederreißt, die Konventionen, die guten Ratschläge von Eltern und Establishment: Fuck you, I won't do what you told me!

Wie Ende sechzig sehen die Herren mittlerweile zwar auch aus – so lange das Licht günstig fällt. Dennoch fühlt man sich nach wie vor »speedy« und als »Bambino«, wie Lindenberg in radebrechenden Interviews glaubhaft macht. Das zeigt: Jugend ist eine Einstellungssache. Sie entsteht durch Neugier, Wagemut und den Kontakt mit der werberelevanten Zielgruppe. Sie kommt von innen, schafft es allerdings irgendwann nicht mehr so recht an die Oberfläche.

Außerdem ist es nicht jedermanns Sache, um frisch zu bleiben, mit Jungkomparsen wie Jan Delay oder Silbermond abzuhängen oder in Mehrzweckhallen allabendlich den »Dr. Schleudermann« zu geben. Daher bleibt den meisten nur, dem Alter mit Hilfe von Wissenschaft, Medizin und Shopping-Kanal ein Schnippchen zu schlagen. So wie Hollywood-Schauspielerin Demi Moore, die angeblich 150 000 Dollar im Jahr für Antiaging-Behandlungen ausgibt und dafür mit fünfzig aber auch noch schön ist wie die Mona Lisa – an der aber vermutlich nicht ganz so viel restauriert wurde.

Das mag mancher als Starneurose abtun. Doch wem graut nicht vor dem Alter? Wer fürchtet nicht das unumkehrbare Erschlaffen und Verwelken? Man ist schließlich so alt, wie man sich anfühlt.

Immerhin: Stars wie Demi Moore, Cher und natürlich die Medizin zeigen manche Lösung auf. Fettabsaugen, Hungerkuren, Nervengift – wer nichts fürchtet außer den körperlichen Verfall, kann viel tun und machen lassen.

Natürlich kann man auch auf die Gnade der Genetik hoffen und sich an die gängigen Präzedenzfälle von Senta Berger bis Paul Newman klammern, die auch jenseits der fünfzig noch leidlich feuchttraumtauglich rüberkamen. Doch verhielt es sich auch bei denen nicht so, dass sie ab vierzig immer heißer geworden wären. Die waren trotz ihres Alters noch attraktiv, nicht deswegen.

Anders nämlich als mittlerweile die Popkultur, ist der menschliche Körper ein Wegwerfartikel mit begrenzter Haltbarkeit: Jede Zelle stirbt irgendwann den genetisch programmierten Zelltod. Zwar kann der Körper manches ersetzen und reparieren, doch gelingt ihm das im Laufe der Jahre immer weniger gut.

Medizinisch gilt man dennoch erst spät als alt. Vitale Funktionen kann der Organismus relativ lange aufrechterhalten: Es vergehen üblicherweise sieben bis acht Jahrzehnte, bis alle Gelenke abgerieben und Gefäße dicht sind, bis die Hirnzellen nur noch Testbild senden und die Schließmuskeln Altersteilzeit machen. Doch eher administrative Körpermerkmale wie

Hautglätte, Brustumfang und Povolumen welken deutlich früher dahin.

Das mag – wie so vieles – evolutionäre Gründe haben: Schön muss der Mensch aus biologischer Sicht ja bloß in der Paarungszeit sein, also von 16 bis 25, dann wenn Sex nicht bloß experimentellen oder traditionellen Charakter hat. Tritt dann Kindersegen ein, ist Attraktivität nicht bloß überflüssig im evolutionären Sinne, sondern möglicherweise sogar hinderlich, machte sie doch nur empfänglich für den nächsten flotten Genträger, der des Weges käme und so Familienzusammenhalt und Überleben gefährden würde.

Diese Relikte sind heute natürlich nicht mehr zeitgemäß. Heute gibt es Kinderbetreuung, nebst Elterncafés, wo diese süße Bedienung arbeitet ... Dolce Kita gewissermaßen. Da kann man natürlich nicht aussehen wie grad vom Stammbaum gefallen.

Antiaging muss also viel eher losgehen. Nämlich dann, wenn das Individuum dank eines Rests adoleszenter Realitätskittung noch glaubt, den Lauf der Dinge im konkreten eigenen Fall doch irgendwie abwenden zu können. Der Leidensdruck setzt sowieso bereits in dieser Lebensphase ein. Mag das medizinische Alter durch bessere Lebensbedingungen auf die lange Bank gerückt sein, die weit heiklere Phase des Nichtmehr-Jungseins hat sich dadurch sogar noch verlängert.

Spätestens mit Mitte dreißig hat es jeder erblickt, jenes Antlitz der sinkenden Sonne, meist in Gestalt eines leeren jungen Gesichts, dem man gerade irgendwas über Popmusik – der neunziger Jahre – erzählt hat. Auch kann es ab diesem Alter passieren, dass man in Fachgeschäften für moderne Kommunikationselektronik vom juvenilen Einzelhandelskaufmann besonders laut und langsam beraten wird und der junge Mann dabei so seltsam in sich hinein lächelt, undulierend zwischen nachsichtiger Milde und Süffisanz.

Solche Begebenheiten machen schmerzhaft deutlich: Die eigentliche Jugend ist bereits dann vergangen, wenn einem nicht mehr klar ist, welche Jugend man eigentlich meint – die der Siebziger, Achtziger oder die letzte von heute. Die Postmoderne kennt ja keine Alten mehr, sondern nur noch unterschiedlich Junge. Die Skala reicht vom Teenager (sagt man so noch?) im Led-Zeppelin-T-Shirt bis zur lippengepiercten Großmutter. Sich jung zu fühlen taugt kaum noch als Abgrenzungsmerkmal. Gerade deshalb zählt das Aussehen umso mehr.

Im vierten Lebensjahrzehnt wird es also Zeit, einen Fachmann aufzusuchen, einen Antiaging-Spezialisten, jemanden, der das Erscheinungsbild wieder dem naiven Geist angleicht. Andernfalls stehen einem bei heutiger Lebenserwartung Demütigungen der beschriebenen Art für ein halbes Jahrhundert bevor. Wenn die Jugend schon nicht wiederkommt, muss sie eben länger bleiben. Doch wie mag das gehen?

Kosmetik verspricht schnelle und einfache Lösungen. Cremes und Pasten mit Kollagen, Retinol, Q10 und vor allem blickdichter Spachtelmasse sollen die Zeichen der Zeit verstreichen. Auch Männer greifen mittlerweile darauf zurück, schließlich sind die klassischen Rollenbilder zugunsten des modernen Geschlechtermodells gleichberechtigter Konsumopfer gewichen.

Denn leider funktioniert das, was bei Frauen seit jeher nur mäßig gelingt, bei Männern auch nicht besser. Die diversen Vitamine, Co-Faktoren und Radikalfänger verbleiben im Falle ihres Auftragens allesamt in den obersten 0,5 Millimetern Haut, wo sie zusammen mit viel Wasser die Zellen kurzzeitig ein wenig aufquellen und für eine flüchtige jugendliche Röte sorgen. Kalt duschen oder ein paar um die Ohren hätten den gleichen Effekt und wären wegen der Leichtgläubigkeit auch nicht unangebracht.

Länger anhaltende Faltenglättung versprechen allenfalls die reichlich enthaltenen Zusatz- und Konservierungsstoffe, allerdings nicht etwa durch ihre konservierende Wirkung, sondern dank ihres allergischen Potentials: Da schwillt einem der Kopf schon mal um zwei, drei Hutgrößen und verstreicht jedes Fältchen.

Also lieber gleich einen Mediziner konsultiert, jemanden, der den Körper und seine Funktionen kennt und auch die erforderliche Drastik nicht scheut: Skalpell, Hormone, Nervengift – Wellness geht anders. Aber jung bleiben ist bekanntlich nichts für Feiglinge. Und so hat beispielsweise Botulinumtoxin in nur wenigen Jahren einen umfassenden Imagewechsel erfahren vom tödlichen Konservengift hin zum konservierenden Faltentod. Spritzt der Beauty-Arzt das lähmende Gift in Stirn- und Gesichtsmuskulatur, rührt sich dort nichts mehr, was zwar eine maskenartige Ausdruckslosigkeit, aber eben auch jugendliche Glätte zur Folge hat. Übertreiben darf man es nicht, sonst fallen einem beim Aufstehen immer die Augen zu. Der Fachmann weiß: Die Dosis macht das Gift – und das Gift macht die Ptosis.

Hormone wirken ähnliche Wunder. Ein New Yorker Frauenarzt bemerkte vor fünfzig Jahren, dass vom Östrogenspiegel einer Frau abhängt, ob diese auch in mittleren Jahren noch als das durchgeht, was Fachmedien als »hot busty milf« definieren. Also begann er, seine im kritischen Alter befindlichen Patientinnen mit Hormonen zu behandeln, womit sich auch Wechseljahrsbeschwerden wie Hitzewallungen, Osteoporose und sexuelle Unlust beheben ließen. Die Damen, ihr Befinden und Aussehen sowie sein eigener Hormonspiegel dankten es ihm.

Apropos männliche Hormone: Möchte man als gesetzter Herr seinen Porsche Carrera Cabrio nicht nur wegen der frischen Luft fahren, empfiehlt es sich, ab und zu etwas Testosteron zu tanken. Das gute Zeug hält Muskeln und Kampfgeist gespannt und lässt die Libido hüpfen wie einst mit 13 im Freibad. Nebenwirkungen wie Thrombose, Schlaganfall oder Luftgitarrespielen nimmt man da gerne in Kauf.

Noch mal apropos: Die Rolling Stones, nunmehr seit fünfzig Jahren im Dienst der Jugendkultur in Amt und Unwürden, machen eindrucksvoll deutlich, wie sich ein jugendliches Hormonniveau offenbar auch retrograd über die Verhaltensebene aufrechterhalten lässt, also durch ununterbrochenes Heiraten, Hotelzimmer aufmischen und besoffenes Irgendwo-Runterfallen. Einzige Nebenwirkung dieses Prinzips: Man muss ewig »Satisfaction« spielen.

Ein anderer Rocker alter Schule und Bauart, nämlich Steven Tyler von Aerosmith, erklärte einmal sein jung gebliebenes Aussehen damit, dass ihm die gelüfteten Brüste in der ersten Konzertreihe eine bleibende zarte Röte aufs Gesicht zaubern würden. Das Zitat ist allerdings schon runde zwanzig Jahre alt. Tyler war bereits Mitte vierzig, aber die Groupies noch ausreichend hormonsubstituiert.

Damit hatte es vor zehn Jahren ein Ende. Da stellten Mediziner fest, dass die Hardbody-erhaltende Wirkung der Hormongaben leider auch eine erhöhte Sterblichkeit an Embolien und Brustkrebs mit sich bringt. So erschien der Antiaging-Gedanke den allermeisten dann doch eine Spur zu wörtlich umgesetzt. Heute geben Mediziner die Präparate daher nur noch bei dringender Indikation, also etwa wenn die Frau das gefälligst mal so haben will.

Abgesehen davon bedeuten Hormoneinstellungen aber ohnehin einen stets brisanten Balanceakt. Wie beim Umgang mit Kalorien, Medikamenten oder Alkohol gilt: Zu viel ist schlecht, zu wenig erst recht. Wer es real und vor allem handfest wünscht, muss zur schneidenden Zunft: Schönheitschirurgen gehen da hin, wo es wehtut, wo Alter, Schwerkraft und Nachwuchs gewütet haben. Dann wird geschnitten, gerafft und aufgefüllt. Etwa 20 000 kosmetische Brustoperationen werden jährlich in Deutschland durchgeführt und dabei 20 000 Liter Brustzuwachs, um nicht zu sagen tonnenweise Titten, generiert: Die Branche platzt aus allen Nähten.

Welche Kunststücke Schönheitschirurgen vollbringen, lässt sich täglich in der Fachpresse von *Bunte* bis *Intouch* bewundern: Prominente wie Viktoria Beckham oder Pamela Anderson werden dort als Raushängeschilder der ästhetischen Chirurgie geführt, aber eben auch als moderner Frauentyp, welcher dem Alter trotzt und dabei auch noch Kinder, Karriere und Doppel-D-Belastung unter einen Hut bringt.

Leider altern die Implantate aber teilweise noch schneller als ihre Trägerinnen. Etwa jede fünfte operierte Frau muss sie innerhalb von zehn Jahren austauschen lassen. Narbenbildung, Infektionen oder eine Fremdkörperreaktion auf das künstliche Vorbaumaterial sind die Ursachen. Schlimmstenfalls kann es zu schweren Abstoßungsreaktionen kommen – nicht nur im Gewebe, sondern vor allem beim Geschlechtspartner.

Doch nicht nur Brustoperateure haben alle Hände voll zu tun. Schlupflider straffen, Hände aufspritzen, Fett absaugen – das fachmännische Angebot reicht weit. Irgendwas ist schließlich immer, hat man das Problem der Vergänglichkeit erst einmal erkannt. Männer wehren den Zeichen der Zeit heute ebenfalls: Nahmen früher nur flüchtige Geheimagenten Gesichtsoperationen in Anspruch, besteht die Klientel von Schönheitseingriffen heute zu zwanzig Prozent aus Männern.

Besonders beliebt bei den Herren: Fettabsaugen und Lidstraffen. Das Auge sieht schließlich mit. Eher selten wird die berüchtigte Penisverlängerung gewünscht – zumindest von den Männern selbst. Das hat vermutlich zwei Gründe: Männer sind von Natur aus resistenter gegen Selbstzweifel sexueller Art und obendrein meist pragmatisch veranlagt: Wenn das Ding zum Vorschein kommt, bleibt der Angebeteten sowieso kaum noch Gelegenheit für verlegenen Rückzug.

Außerdem macht das Alter das genitale Erscheinungsbild eines Mannes ohnehin eher imposanter: Nachlassende Gewebespannung des Hodensacks, Krampfadern und voluminöse Leistenbrüche bedingen eine zunehmend dicke Hose.

Die Problemzone des Mannes ist vielmehr der Kopf: Glatzenbildung bedeutet Kastration auf Raten. So traditionell wie sinnlos wird Haarausfall ja vor allem mit Wunderelixieren bekämpft, etwa mit Cystin, Biotin oder »Dr. Panaritius magischem Schlangensaft«. Wirklich helfen tut aber nur eine Haartransplantation. Dabei werden Haare einzeln von weniger exponierter Stelle auf die kahle Kopfhaut verpflanzt. Elton John, der britische Fußballer Wayne Rooney oder auch Fußballtrainer Jürgen Klopp haben sich auf diese Weise den Schädel wieder aufforsten lassen. Spannend wäre mal zu erfahren, warum gerade Fußballer sich so heikel mit ihren Matten haben. Vielleicht begünstigt auch nur eine Mode die nächste. Wer sich nämlich in den späten 80ern einen schönen Vokuhila stehen ließ, kann in mittleren Jahren auf ausreichend umtopfbare Restbestände am Hinterkopf hoffen. Anderenfalls bleibt nur die Uweola-Frisur – unten weg, oben lang.

Teuer ist der Spaß auf jeden Fall: Je nach Aufwand über 100 000 Euro. Und auch sonst muss Jugendlichkeit teuer erkauft werden: 5000 Euro für feste Brüste, 1500 Euro für straffe Lider, bis zu 800 Dollar für eine Rolling-Stones-Karte. Auf Dauer wird Jugend leider doch unbezahlbar.

Und vor allem unzumutbar: Denn damit Jagger, Richards und Konsorten auch heute noch wild und gefährlich wie einst im Mai '63 rüberkommen, müssen Kinolegenden wie Martin Scorsese betreten stimmende Varietéen wie »Shine a Light« inszenieren, in denen die rüstigen Rockrabauken von

Modells, die zu jung sind, um das neueste Stones-Album zu kennen, in der ersten Reihe kamerawirksam behottet werden.

Die gleiche Frischzellenkur leisten bei Lindenbergs Tanz-Tee-mit-Rum-Veranstaltungen junge Musiker wie Clueso, Jennifer Weist oder Stefanie Kloß, die weniger mit dem Alten brechen, als ihm vielmehr zu huldigen, und brav in seine Fußstapfen treten. »Die sind ja mal nett und anständig«, hört man förmlich das betagte Rockpublikum seufzen. Und wenn dann Jan Delay die Krawattennadel seines Opas ansteckt, wischt sich mancher ein Tränchen der Wehmut aus den frisch gestrafften Lidern und spricht milde: »Wir waren ja schließlich auch mal alt.«

Folgend noch sieben Antiaging-Tipps für wenig Geld und Tourneelogistik:

***1. Pflegen Sie eine jugendliche Ausdrucksweise.*** Achtung: Dazu gehören seit einiger Zeit nicht mehr Begriffe wie fetzig, dufte, kolossal oder fürwahr gar hold. Im Zweifel benutzen Sie einfach konsonantenlastige Abkürzungen wie lol, rofl oder kjhgdk.

***2. Besuchen Sie Popkonzerte.*** Gehen Sie aber keinesfalls zu neuen Bands (die eh scheiße sind), da könnten Sie für ein begleitendes Elternteil gehalten werden. Beim Panikorchester, Deep Purple oder gar den Stones läuft praktisch niemand Gefahr alt zu wirken, es sei denn, er oder sie wird von den Kindern abgeholt.

***3. Ernähren Sie sich bewusst.*** Aus dem Tierreich ist bekannt, dass Alterungsprozesse umso schneller ablaufen, je mehr Energie pro Körpermasse das Individuum verbraucht. Es gibt zwei Möglichkeiten, dieses Verhältnis günstig zu beeinflussen:

a) Halten Sie strikte Diät und verringern Sie so Ihren Energieverbrauch.

b) Schlagen Sie sich den Wanst voll und erhöhen Sie so Ihre Körpermasse.

**_4. Gehen Sie sexuelle Beziehungen mit Menschen ein, die jünger als dreißig und älter als 18 sind_** – oder wenigstens so aussehen. Das hält aktiv und frisch. Vermeiden Sie dabei aber unbedingt jeden geistigen Austausch: Wer sich über Justin Bieber unterhalten muss oder darüber, wie sich Spotify-Shareware unregistriert auch über einen Proxy-Server streamen lässt, altert gefühlt um ganze Zeitalter.

**_5. Posten, twittern und bloggen Sie was das Zeug hält_**, irgendwas. Schaffen Sie jugendaffinen Content. Seien Sie stets vernetzt und »unterwegs« in sozialen Netzen. So bleiben Sie geistig aktiv und am Puls der Zeit. Außerdem rennen Sie nicht unbeaufsichtigt auf der Straße rum.

**_6. Gehen Sie mit der Mode._** Reanimieren Sie Ihre alten Blockstreifen-Stretchjeans, Kiss-T-Shirts und das »Born to kill«-Basecap als Hipster-Wear. Das wird man als super fresh und cremig liken oder auch als endpeinlich dissen – je nachdem, ob Sie die Klamotten in den letzten 25 Jahren mal aus hatten oder nicht.

**_7. Bleiben Sie rebellisch._** Hören Sie nicht auf, gegen Establishment und Mainstream zu opponieren. Ist die träge und arrivierte Mehrheit irgendwann jünger als Sie, fangen Sie einfach an festzustellen, dass die Kultur den Bach runtergeht, früher alles besser war und die Jugend von heute nichts taugt. Schon bald werden Sie sich wieder so unverstanden, zornig und verwirrt fühlen wie mit sechzehn.

*KAPITEL 23*

# Morbus Methusalem

***Die meisten Patienten heute sind nicht krank, sondern alt***

»Haben Sie schon an Ihr Alter gedacht?«, fragte mich letztens die Broschüre eines besorgten Anlageberaters. Obwohl genug da sein werde, um libidinös umschlungen mit der archetypisch silbergrauen, aber ansonsten zeitlos schönen Partnerin barfuß an der Atlantikküste zu spazieren, so wie es die Hochglanzbilder darunter verhießen? Würde ich bloß 500 Euro im Monat lockermachen, stünde dem Lebensherbst im ewigen Frühling nichts im Wege.

Vorausgesetzt natürlich, es würde auch medizinisch alles bedacht worden sein, dank einer privaten Krankenzusatzversicherung. Bluthochdruck, Krebs, Arthrose, Demenz: So manche Krankheit blüht bekanntlich im Alter. Da gilt es gesundheitlich auf der Hut und stets vollversorgt zu bleiben. Früher war das Alter eine Gnade, heute ist es ein Krankheitsrisiko, das einem leicht die geriatrische Beachparty versaut, wenn man nicht aufpasst.

Gedanken über mein Alter habe ich mir übrigens tatsächlich schon früh gemacht, zumindest ansatzweise. Vor über zwanzig Jahren nämlich, noch vor meiner bescheidenen Medizinerkarriere, diente ich als Zivildienstleistender in der Altenpflege. Ich kann weder behaupten, damals übermäßig Erfüllung in meinem Tun gesucht, geschweige denn gefunden zu haben, noch dass mein geleisteter Beitrag dort wandtafelwürdige Hochachtung erfahren hätte. Am Ende gönnte ich mir dennoch einen kleinen, nicht ganz unsentimentalen Spaß und schrieb vor dem Gehen auf den Dienstplan: »Macht es gut. Bin in fünfzig Jahren wieder da. Bis dann ...«

Typisch adoleszenter Quatsch halt: kokettes Pathos, notdürftig als Gag bemäntelt. Tatsächlich empfand ich natürlich so wie jeder mit zwanzig. Alt waren die Alten. Das ging mich nichts an. Zu Recht: In meinen Adern rauschte das junge Blut jederzeit ungehindert, das Gewebe war fest und meine Nerven hochgradig lern- und strapazierfähig, was wegen der noch folgenden Studiererei, dem ständigen Kopfzerbrechen über Nichtzuänderndes und dem sportiven Rauschmittelkonsum auch absolut erforderlich war.

Nun, da die fünfzig Jahre schon bald zur Hälfte rum sind, sieht die Sache schon anders aus. Gut 55 Millionen Liter Blut hat mein Herz seitdem durch mich durchgewälzt, voll mit den handelsüblichen Schadstoffen, dem Feinstaub pulsierender Metropolen und der Cholesterinlast ungezählter Schnellmahlzeiten. Die ein oder andere Blutdruckspitze mussten die Adern wegfedern und sich manches Herzrasen gefallen lassen. Völlig klar, dass mein Gefäßbett sich vom Erosions-, Sedimentations- und Verseuchungsgrad so langsam dem Mississippi-Delta angleicht.

Apropos Wiege des Blues: Es fehlte auch nicht an Stress und Seelenleid, keine Vollkatastrophen oder handfesten Depressionen zwar, aber auch keine Dauerlachparade. Wie es eben manchmal so läuft und kracht, wenn man es laufen und krachen lässt.

Dazu kommen noch die Gene, die bekanntlich ihre eigenen Pläne haben und ab dem vierten Lebensjahrzehnt schon mal so langsam den Feierabend vorbereiten – Zellregeneration aufs Nötigste runterfahren, Bewegungsapparat abwickeln, Newsletter für Gehirn und Geist abbestellen.

Zweifellos haben die Jahre schon etwas Tribut gefordert. Aber bin ich deswegen krank? Kommt drauf an, wen man fragt und wann: Sobald mein Blutdruck den Pegelstand von 140 übersteigt und das Ganze irgendwie aktenkundig wird, schon. Die Chancen, dass es in den nächsten zwanzig Jahren soweit ist, stehen nicht schlecht: Bei 75 Prozent aller Bundesbürger über sechzig Jahren ist genau das der Fall – sie haben Bluthochdruck. Warum? So ganz genau weiß das niemand. Mit Sicherheit aber erfüllen die allermeisten die gleiche »multifaktorielle« Risikokonstellation wie ich, die sich in der Formel »Leben x Zeit« ausdrücken lässt. Hundert Prozent aus der genannten Gruppe sind eben auch nicht mehr die Jüngsten.

Verglichen damit, stört der erste Befund zunächst mal kaum. Im Gegenteil: Leichter Bluthochdruck macht frisch, agil und vertreibt kritische Gedanken, wie psychologische Tests gezeigt haben – ideale Voraussetzungen eigentlich, um dem Lebensherbst mit gebotenem Hedonismus zu begegnen. Gerade Männer in fortgeschrittenem Alter sind für etwas Extradruck auf der Leitung in der Regel durchaus dankbar, was sich aber erst dann zeigt, wenn sie Blutdruckmittel einnehmen. Dann stehen zwar die Werte, aber sonst nichts mehr.

Andererseits weist Bluthochdruck nicht unwesentlichen Krankheitswert auf. Er setzt den Arterien weiter zu. Das führt zu noch höherem Druck, zu Schäden an Augen und Nieren, schließlich zu Gefäßverschlüssen – zu Schlaganfall und Herzinfarkt –, und zwar alles umso krasser und schneller, je höher der Druck liegt.

Studien haben gezeigt, dass Werte ab 140/90 mit einer erhöhten Sterblichkeit einhergehen, was manchen allerdings zu dem Umkehrverschluss veranlasst, mit normalen Werten, also mit 120/80, weniger sterblich zu sein. Das – es muss mal ganz deutlich gesagt werden – ist nicht so: Man stirbt nach den launischen Regeln der Wahrscheinlichkeit eventuell später, ist dann aber genauso tot.

Das treibt Mediziner natürlich um, weshalb viele auch die obere Unbedenklichkeitsgrenze von 139/89 kritisieren und bereits ab 130/85 von einem Borderline-Hypertonus sprechen, der sicherheitshalber auch schon mal behandelt, auf jeden Fall aber als pathologisch bewertet und observiert werden müsse. Studien haben gezeigt, dass sich aus solchen Werten oft Bluthochdruck entwickelt. (Der Begriff hat übrigens nichts mit der Borderline-Persönlichkeitsstörung zu tun, außer vielleicht der in beiden Fällen bestehenden Schwierigkeit, Grenzen zu erkennen.) Genaugenommen könnten nämlich bereits Idealwerte von 120/80 als Alarmsignal gelten: Nahezu alle Hypertonie-Patienten wiesen solche im Frühstadium der Krankheit, also ihrer Jugend, auf – Einstiegs-Bluthochdruck quasi.

Die Gefäß- und Blutdrucksituation der mir einst anvertrauten Senioren kann ich nur grob rekonstruieren. Einige konnten sich nur noch unvollständig bewegen und machten beim Waschen distanzlose Angebote – da hatte wohl schon so manche Hirnarterie dichtgemacht. Mit detaillierteren Befunden wurden wir damals aber nicht belastet, vermutlich auch sonst niemand. Es handelte sich ja schließlich um ein Altersheim und keine Klinik. Die Bewohner waren folglich alt, nicht krank.

Als ich einige Jahre später im Krankenhaus das frisch erlernte Theoriewissen aus der Arztschule praktisch erproben durfte, waren die Vorzeichen komplett andere. Da ließ man auch Verdun-Veteranen noch mal wahre Materialschlachten des Medizinhandwerks erleben: Computertomographie, Angiographie, Echokardiographie – unabgeklärt wurde da niemand entlassen, schon gar nicht aus dem Leben.

Diese Praxis hat allerdings dazu geführt, dass es mehr

Kranke gibt als je zuvor – und zwar jene, von denen früher niemand was wusste. Da trat man nach langem, gelebtem Leben ja noch wegen »Altersschwäche« ab: Der Opa wurde lahm und wunderlich und lag irgendwann neben seiner noch dampfenden Pfeife. Dann wurde eine Kiste gezimmert, ein Loch gebuddelt, viel gesoffen, und das war's.

Heute, da es viel mehr Alte gibt, würde eine solche Praxis zu unhaltbaren sozialen Zuständen führen. Eine einzige lebenserwartungslimitierende Rauch- und Sauferei wäre das. Also muss die Medizin ran und für Ordnung und diagnostische Klarheit sorgen. Hieß es einst: »Das Alter ist ein Spital, das alle Krankheiten aufnimmt«, liegt der Fall nun anders: Das Krankenhaus ist ein Spital, das alle Alten aufnimmt.

Nicht immer zu deren Vorteil übrigens. Anders als in US-Arztserien zumeist dargestellt, reißen sich die jungen ambitionierten Diensthabenden nicht gerade um das ihnen nächtens überführte Patientengut, vor allem nicht um die Jahrgänge vor 1930. Denn die kommen häufig wegen schlechtem Pflege- oder Bewässerungszustand, bergen aber mehr Neben- und Zufallsbefunde als eine ganze Staffel »Dr. House«.

Ich habe in meiner Zeit im neurologischen Bereitschaftsdienst manches Nicht-Zuständigkeitsgerangel um derlei Klientel ausfechten dürfen, vor allem mit Internisten, die sich fachbedingt in der Defensive befinden, irgendwie für alles zuständig zu sein. Deren letzter Ausweg besteht oft nur darin, EKG und Labor mit großer Nachsicht zu beurteilen und nach dem Neurologen zu rufen, da der mitternächtlich in die Notaufnahme gekarrte Hochbetagte »irgendwie komisch« sei.

Groß war jedes Mal die Verblüffung, wenn man erklärte, dass die Neurologie keine esoterische Zauberlehre ist, sondern ebenfalls auf definierten Krankheitskonzepten beruht, die mit »irgendwie komisch« kaum hinreichend erfüllt wären.

So plänkelte das immer eine Weile hin und her: Jeder ordnete die Befunde seiner Disziplin als »altersentsprechend«, die des anderen als »dringend abklärungsbedürftig« ein. Irgendwann wurde es der Rettungsstellenschwester zu eng, zu laut und zu bunt. Spätestens dann musste irgendeiner sich der Angelegenheit annehmen und den alten Menschen möglichst schnell mit Wasser, Elektrolyten und Kreislaufmitteln wieder aufpimpen, bevor die Krankenhauskeime über ihn herfallen konnten.

Die Arbeitstitel für solche Projekte lauteten je nachdem, wer sich ihrer annahm, entweder »sonstige, näher bezeichnete Symptome, die das Kreislaufsystem und das Atmungssystem betreffen« oder »zerebrovaskuläre Krankheit«. Man hätte auch »altersentsprechend uralt« diktieren und darüber jeden Fachstreit beilegen können.

Dass auch das Nervenkostüm mit den Jahren dünner und löchriger wird, fällt ja bereits im mittleren Lebensalter auf: Das späte Erlernen von Fremdsprachen oder Musikinstrumenten wird zwar stets empfohlen, gerade um die Nerven zu beschäftigen und am Einrosten zu hindern, doch wer im Eifer des ständigen Neuanfangs es tatsächlich einmal wagt, die so erworbenen Spanisch- oder Klavierkenntnisse öffentlich zu Gehör zu bringen, der lernt vor allem dies: Spanisch und Musik sind Sprachen, die man nicht nur aufsagen, sondern auch verstehen muss. Und dafür reicht es nimmer. Alles hat seine Zeit, und die für Spracherwerb und Talentförderung liegt eindeutig in den ersten zwanzig Lebensjahren. Fatalerweise gräbt sich aber auch diese Erkenntnis nur noch oberflächlich ins Gedächtnis und kein halbes Jahr später müht man sich an Aquarellen oder Saxophon-Linien ab.

Nervenzellen sind hochspezialisiert und einmalig – zum Glück und leider. Denn einmal fort, bleiben sie weg. In Jahrzehnten des Sendens, Empfangens und Vernetzens sammelt sich in ihnen zunehmend Zellmüll an, der Strukturen schädigt und es schwieriger macht, ihren hohen Energiebedarf aufrechtzuerhalten. Schon ab Mitte dreißig schrumpft das Gehirn. Das entspricht ja auch so in etwa dem Zeitpunkt, ab dem man den Reiz des Altbekannten zu entdecken beginnt, gleich ob es sich um Musik, Urlaubsorte oder Überzeugungen handelt.

Doch droht schon Alzheimer, wenn man plötzlich die Samstage mit »Wetten, dass..?« verbringt oder die Urlaube wandernd im Allgäu? Definitionsgemäß zumindest nicht. Kennzeichnend für eine Demenz ist das Tempo des geistigen Abbaus und seine Auswirkung auf die Alltagstauglichkeit des Betroffenen. Verdächtig wäre also zum Beispiel, wenn man zwei Jahre nach »Wetten, dass..?« bereits bei »K11 – Kommissare im Einsatz« angelangt wäre oder wenn man eigentlich gar nicht wandern gehen wollte, sondern einkaufen.

Schuld daran sollen sogenannte Amyloid-Plaques sein, also Eiweißmüll, der im Gehirn rumliegt und die Nerven zerstört. Das Amyloid entsteht, wenn bestimmte Enzyme, sogenannte Sekretasen, Proteine fehlerhaft spalten. Hat Alzheimer also gar nichts mit altersbedingtem Zellverlust zu tun, sondern mit mangelhafter Mülltrennung?

Das mag im Alter schon mal vorkommen, sollte aber zu beheben sein. Forscher, Ärzte und Pharmaaktionäre bauen bereits seit einiger Zeit auf eine brillante Idee: Würde man die Sekretasen mit Medikamenten hemmen, ließe sich die Plaquebildung abstellen. Verschiedene Studien mit derartigen Mitteln wurden in den letzten Jahren durchgeführt. Die Ergebnisse lassen sich in eine schlechte und eine gute Nachricht zusammenfassen. Die schlechte: Das Ganze funktioniert kein bisschen. Die gute: Wenn es funktioniert hätte, wäre es vermutlich sowieso wirkungslos gewesen.

Bei Sektionen hochbetagt Verstorbener, die zu Lebzeiten

keine Alzheimersymptome boten, fiel nämlich auf, dass auch diese oft reichlich Amyloid im Kopf hatten, dass also die bloße Anwesenheit der Plaques nicht zwangsläufig zu schnellem Nervensterben und geistiger Umnachtung führt. Die Ablagerungen könnten also auch Folge oder Nebeneffekt der Krankheit beziehungsweise des Alters sein, das der eine bekanntlich besser wegsteckt als der andere.

Lässt man mal die komplizierte Neurobiologie beiseite, die so richtig eh keiner versteht, fällt zumindest auf, dass mit steigendem Alter die Wahrscheinlichkeit, eine neurodegenerative Erkrankung wie Alzheimer oder Parkinson zu erleiden, deutlich steigt, und zwar so deutlich, dass sich regelhaft sagen lässt: »Kommt Zeit, kommt Ratlosigkeit.«

Die einzig sicher wirksame Therapie gegen den Hirnschwund wäre demnach eine Zeitmaschine. Doch wohin mit so einer reisen, wenn es sie denn gäbe? In die Vergangenheit, in der man wieder jung wäre, aber noch mal Zivildienst leisten müsste? Oder in die Zukunft, wo es sicher tolle Medikamente gegen Kreislaufleiden, Krebs und Hirnabbau gibt, man aber 300 Jahre alt wäre?

Bauen sollte man darauf lieber nicht. Zum Glück hat ja auch die Gegenwart ihre Reize. Und die dauert hoffentlich noch ein bisschen.

EPILOG

# Wie viel Leben ist noch zumutbar?

Um es kurz zu machen: Beim Metabolic-Staging, beim Cardio-Check und Urologic-Update kam nichts heraus, was mir nun allzu große Sorgen bereiten müsste. Ein Glück! Gesundbleiben ist immer noch die beste Medizin.

Die zweitbeste sind gut ausgebildete, motivierte, interessierte und gewissenhafte Ärztinnen und Ärzte, von denen es – das muss auch mal gesagt werden – sehr viele gibt. Auch Medizintechnik, Pharmazie und Biowissenschaften sind per se alles andere als Unfug. Da wird sich nicht nur profiliert und bewusstlos verdient, sondern auch manch kluge Idee gefasst und viel Segensreiches entwickelt. Sollte ein anderer Eindruck während der zurückliegenden Lektüre hier und da entstanden sein, dann liegt das daran, dass ich für mein Buch »Dr. Guht enthüllt: Alles hat zwei Seiten!« noch keinen Verlag gefunden habe.

Und daran, dass die Stärken der Medizin erst deutlich werden, wenn man auch seine Grenzen nennt (und die des guten Geschmacks gleich noch mit). Natürlich ist jeder im Angesicht des drohenden Endes dankbar für Aufschub und Linderung, woraus die Medizin ihre beinah religiöse Aura und Autorität bezieht. Doch aufgeschoben ist bekanntlich nicht aufgehoben. Ärzte, das sollte man sich klarmachen, haben irgendwann noch jeden aufgegeben. Auch wenn sie eine noch so große Hilfe sind, messianische Erwartungen werden sie immer enttäuschen.

Wem diese Feststellung banal erscheint, der hat recht, blendet aber die Realität öffentlicher Debatten aus: Dass in Krankenhäusern, auch auf Frühgeborenenstationen, bisweilen Menschen sterben, liegt leider in der Natur der Sache, weil in solchen Einrichtungen eine gewisse Vorauswahl an äußerst schweren Fällen besteht. Dennoch gibt es ganze Redaktionen, die sich an dem Umstand abarbeiten.

Von noch ausgeprägterer Lebensferne zeugt der Alarmismus darüber, dass Herz-Kreislauf-Erkrankungen den »Zivilisationskiller Nummer eins« darstellen, weil vierzig Prozent aller Deutschen daran versterben – überwiegend im gesegneten Alter übrigens. Irgendwann bleibt das Herz nun mal stehen und irgendeinen Grund dafür gibt es jedes Mal. Trotz immer besserer Medizin und Lebensbedingungen, steigender Lebenserwartung und explodierender Weltbevölkerung muss man resignierend feststellen: Immer mehr Menschen sterben am Tod.

Wir pflegen heute eine Kultur, in der Krieg, Elend und Diskriminierung glücklicherweise nicht mehr allzu gesellschaftsfähig sind. Diese Entrohung der Gesellschaft hat aber auch dazu geführt, dass schlimme Dinge wie die Endlichkeit von Jugend, Gesundheit oder Finanzwirtschaft zunehmend tabuisiert werden. Die Entwicklung hat leider nicht dazu geführt, dass es deswegen keinen Krieg, kein Elend und keine Diskriminierung gäbe.

... oder weniger Kranke. Der wackere Versuch, das Paradoxon unseres Daseins – man lebt, um zu sterben / je länger man lebt, desto höher die Wahrscheinlichkeit, krank zu werden – mit Sport, Diät und Vorsorgemedizin aufzulösen, ist einerseits verständlich und in seiner Alternativlosigkeit auch nicht grundsätzlich zu kritisieren. Andererseits bleibt es nun mal ein Paradoxon und damit ein Abwägen, wie viel Leben und damit verbundenen Abrieb man seinem Körper zumuten möchte. Jeden gesundheitsideologisch ins Abseits zu stellen, der gerne gut isst, keinen Bock auf Step-Aerobic hat oder bei Rot über die Straße geht, führt zu Unfreiheit. Aus der Zoologie ist bekannt, dass Wildtiere in Gefangenschaft oft eine deutlich längere Lebenserwartung haben. Dieser Zusammenhang wird beim Menschen interessanterweise unter völlig anderen Vorzeichen bewertet: Betrachtet man durch die Glasfront eines Fitnessstudios die Kreaturen, die dort in hospitalismusartigen Bewegungsstereotypien vor sich hin dämmern, sagt niemand: »Die armen Tiere.«

»Aber es geht doch um Menschenleben«, wird oft entgegnet. Das stimmt. Darum geht es immer, bei allem, was man tut und lässt. Nämlich um das eigene Menschenleben. Ob man dies im Wirtshaus, im Internet oder auf dem Laufband verbringen möchte, gilt es gelegentlich zu überdenken. Denn was wir auch anstellen, der Tag wird kommen, an dem der Cardio-Check oder die Blutwerte nicht mehr okay sind. Bis dahin sollten wir es uns so gutgehen lassen wie möglich und die Sorge um Gewicht, Antikörperstatus und Teebeutelgebrauch auf ein gesundes Maß beschränken.

*BÜCHERWURMFORTSATZ*

# Daten, Fakten und Belege

## *Wer länger lebt, wird auch nicht jünger*

Ignaz Semmelweis wurde am 1.7.1818 in Budapest geboren und starb am 13.8.1865 in Wien. 1847 erkannte der Arzt, dass es sich beim sogenannten Kindbettfieber um eine Wundinfektion handeln musste. Ihm war zuvor aufgefallen, dass in jener Geburtsabteilung des Allgemeinen Krankenhauses Wien, die von Hebammen betreut wurde, deutlich weniger Frauen am Kindbettfieber verstarben als in der Abteilung, in der junge Mediziner ausgebildet wurden. Diese unternahmen unmittelbar vor ihrem klinischen Unterricht üblicherweise Leichensektionen. Durch strenge Hygieneregeln konnte Semmelweis die Müttersterblichkeit an seiner Klinik auf ein Zehntel senken. Trotz des großen Erfolges lehnten viele damalige Ärzte Semmelweis' Entdeckung ab, da sie nicht akzeptieren wollten, »schuldig« am Tod ihrer Patientinnen zu sein. Semmelweis' Erkenntnis fand in den nachfolgenden Jahrzehnten wenig Beachtung. 1865 wurde er ohne Diagnose in die Irrenanstalt Döbling eingeliefert, wo er zwei Wochen später unter unklaren Umständen verstarb.

Laut Forsa-Befragung von 2012 genießen Ärzte bei 89 Prozent der Bundesbürger ein hohes Ansehen. Höher geschätzt werden nur Kranken- und Altenpfleger sowie Feuerwehrleute.

Das Fritz Beske Institut in Kiel hat 2009 berechnet, dass die Anzahl Demenzkranker in Deutschland bis zum Jahr 2050 um 104 Prozent ansteigen wird. Demzufolge würde es sich dann um 2,2 Millionen

Betroffene handeln. Die Deutsche Alzheimer Gesellschaft geht sogar von rund drei Millionen Demenzkranken in 2050 aus.

Die Altersabhängigkeit von Demenzerkrankungen machen verschiedene Untersuchungen deutlich, die im GEK Pflegereport von 2010 zusammengefasst werden. Demzufolge sind 1,2 Prozent aller 65- bis 69-Jährigen dement. Bei den 70- bis 74-Jährigen sind es 2,8 Prozent, in der Gruppe über 80 Jahre 13,3 Prozent, über 85 Jahre 23,9 Prozent und bei den über 90-Jährigen schließlich 34,6 Prozent.

Laut dem QuaSi-Niere-Bericht von 2007 gibt es in Deutschland gut 91000 Patienten mit chronischem Nierenversagen. Davon sind etwa 66000 dialysepflichtig, rund 25000 haben bereits eine Spenderniere erhalten. Seit 1997 hat QuaSi-Niere eine jährliche Zunahme niereninsuffizienter Patienten von 4,4 Prozent verzeichnet.

Eine Übersichtsarbeit des Max-Planck-Instituts für Demographie in Rostock zeigte, dass mit dem Anstieg der Lebenserwartung in den vergangenen Jahrzehnten auch die Anzahl gesund und selbständig verbrachter Lebensjahre angestiegen ist (*Lancet*, Vol. 374, 2009).

Die Lebenserwartung liegt für einen 2011 geborenen Jungen bei knapp 78 Jahren, für ein Mädchen bei fast 83 Jahren (Statistisches Bundesamt, Stand Januar 2013).

Die Lebenserwartung der einkommensstärksten und einkommensschwächsten Bevölkerungsgruppe in Deutschland unterscheidet sich um 10,8 Jahre bei den Männern und 8,4 Jahre bei den Frauen zugunsten der Wohlhabenden (*Aus Politik und Zeitgeschichte*, 42, 2007).

## *Einer für alle, alle fürs Alter*

Laut dem PROCAM-Score, der aus den Ergebnissen einer seit 1979 laufenden Studie der Universität Münster zu den Risikofaktoren von Herz-Kreislauf-Erkrankungen ermittelt wurde, weist eine Person mittleren Alters, die gerade die NCEP-Kriterien des sogenannten metabolischen Syndroms erfüllt, ein jährliches Herzinfarktrisiko von 0,2 Prozent auf. Von tausend solcher Personen erleiden also zwei im Jahr einen Herzinfarkt, von einer Millionen entsprechend 2000. Nach dem Framingham Risk Score liegt das Risiko dieser Person etwa viermal höher als bei einem Gleichaltrigen, der nicht raucht und normale Blutdruck- und Blutfettwerte aufweist.

Laut Statistischem Bundesamt betrugen 2011 die Ausgaben für Gesundheitsleistungen gut 294 Milliarden Euro.

Der Marburger Bund berechnete 2011, dass in Kliniken 12 000 Arztstellen unbesetzt seien. Laut einer Studie der Deutschen Krankenhausgesellschaft (DKG) mangelte es 2010 etwa an 5500 Klinikärzten, ab 2019 würden etwa 37 400 Ärzte in Deutschland fehlen.

Im Rahmen der Gesundheitsreform unter Ministerin Ulla Schmidt wurde 2006 ein Gesetzentwurf formuliert, der vorsah, Krebskranke, die keine Vorsorge in Anspruch genommen hatten, mit höheren Zuzahlungen zu sanktionieren. Die Regelung wurde 2007 zu einer Beratungspflicht abgemildert.

## *Renn um dein Leben*

Der Lebenszeitgewinn durch 2,5 Stunden Joggen in der Woche über 35 Jahre beträgt laut der Copenhagen City Heart Study 6,2 Jahre bei Männern und 5,6 Jahre bei Frauen. Das erforderliche Pensum liegt also etwa bei einem halben Jahr reiner Laufzeit (4550 Stunden).

Der Kalorienverbrauch beim Joggen beträgt für eine achtzig Kilogramm schwere Person etwa 650 kcal in der Stunde, also gut das Fünffache seines Umsatzes bei sitzender Tätigkeit.

## *Stahlharte Hengste*

Eine Untersuchung der Harvard School of Public Health (*Archives of Internal Medicine*, Online, August 2012) ermittelte, dass dreißig Minuten Krafttraining, fünfmal in der Woche, das Risiko einer Diabetes-II-Erkrankung um 34 Prozent mindern. Laut dem Deutschen Gesundheitsbericht Diabetes 2012 liegt das absolute Erkrankungsrisiko bei etwa acht Prozent. Kraftsport würde dieses also auf rund fünf Prozent reduzieren.

Daten des National Health and Nutrition Examination Survey zeigten, dass muskulöse Männer durchschnittlich mehr Sexualpartner haben als schlanke (*Evolution & Human Behavior*, 2009, 30).

## *Menu fatal*

Die »Studie zur Gesundheit Erwachsener in Deutschland« des Berliner Robert Koch-Instituts von 2012 hat ergeben, dass 23,3 Prozent der Männer und 23,9 Prozent der Frauen adipös, also stark übergewichtig sind.

Ältere Studienteilnehmer mit deutlich gesenktem Vitamin-D-Spiegel weisen ein um sechzig Prozent erhöhtes Demenzrisiko auf (*Archives of Internal Medicine*, 2010, 170). Ein kausaler Zusammenhang lässt sich aus solchen Beobachtungsstudien aber nicht ableiten.

Untersuchungen von Ernährungswissenschaftlern der Universität Jena legen nahe, dass Oxidation eine wichtige Rolle bei Adaptionsvorgängen, etwa durch Sport spielt. Vitaminpräparate (C und E) hingegen würden die blutzuckersenkende Wirkung von körperlicher Aktivität negativ beeinträchtigen (*Proceedings of the National Academy of Science*, 2009, Bd. 106).

In einer 2008 im US-amerikanischen Ärzteblatt *JAMA* (*Journal of the American Medical Association*, Online, Dezember 2008) erschienenen Studie zeigte sich, dass Personen, die Vitamin-E-Präparate einnehmen, ein um 13 Prozent (nicht signifikant) erhöhtes Prostatakrebs-Risiko aufweisen. Zuvor hatte eine Untersuchung im *JAMA* (2007, Bd. 297) eine erhöhte Gesamtmortalität unter Vitaminsupplementation (A, E, Beta-Carotin) aufgezeigt.

Eine Studie im *Archives of Internal Medicine* (2012, Bd. 172(7)) wies eine um zwanzig Prozent erhöhte Sterblichkeit bei Personen nach, die täglich rotes Fleisch und Wurstwaren verzehren.

Übersichtsstudien britischer Epidemiologen im *American Journal of Clinical Nutrition* (Online, September 2009 und Juli 2010) zeigten keine Unterschiede im Nährstoffgehalt von biologisch und konventionell hergestellten Lebensmitteln und auch keine Gesundheitsvorteile durch strikten Konsum von Bio-Lebensmitteln.

### *Teer und Er*

Laut der Deutschen Hauptstelle für Suchtfragen (DHS) sterben in Deutschland jedes Jahr bis zu 120 000 Menschen an Erkrankungen, die auf das Rauchen zurückführbar sind.

Eine WHO-Studie geht weltweit von jährlich 600 000 Toten durch Passivrauchen aus (*Lancet*, Online, November 2010).

### *Dopamin around my brain*

Laut der Deutschen Hauptstelle für Suchtfragen besteht eine jährliche volkswirtschaftliche Belastung durch Alkoholkonsum von 26,7 Milliarden Euro (Adams, Effertz in: *Alkohol und Tabak. Grundlagen und Folgeerkrankungen*, 2011).

Eine Untersuchung der Universität von New Hampshire zeigte 2010, dass Cannabiskonsum in der Jugend kein Risikomerkmal für den Gebrauch harter Drogen darstellt (*Journal of Health and Social Behavior*, 2010, Vol. 51, No. 3).

Kognitive Langzeitschäden durch dauerhaften Cannabis-Konsum hingegen zeigen verschiedene Studien, etwa im *JAMA* (2002, Vol. 287, No. 9), im *PNAS* (2012, Vol. 109, No. 40) oder im *Journal of Addiction Medicine* (2011, Vol. 5, No. 1).

### *Neunmalklug und übersäuert*

Neben vielen anderen Studien zeigen beispielsweise Daten der sogenannten Monica-Studie der Weltgesundheitsorganisation (WHO) eine niedrigere Sterblichkeit an Herz-Kreislauf-Erkrankungen und Krebs in gebildeten Schichten.

Keine Studie mit hohen wissenschaftlichen Standards konnte bislang eine Wirkung der Homöopathie zeigen, die über den Placeboeffekt hinausginge.

Siehe Lehrbuch der Physiologie: Säure-Basen-Haushalt.

### *Angesteckt von Sorge*

Laut dem Berlin-Institut für Bevölkerung und Entwicklung sind in den Industrieländern zwei Prozent aller Todesfälle auf Infektionen zurückzuführen, wogegen der Anteil in Entwicklungsländern 34 Prozent beträgt. Zwei Prozent von beispielsweise 852 328 Todesfällen in Deutschland 2011 wären 17 046 Tote durch Infektionen.

Das Robert Koch-Institut berichtete Anfang 2010 (*Influenza-Wochenbericht*, KW 4, Stand 2.2.2010), dass während der Grippewelle durch H1N1 eine Gesamterkrankungszahl von 221 764 Fällen vorgelegen haben.

Das Robert Koch-Institut zählte am Ende der Infektionswelle 253 Tote durch die H1N1-Grippe in Deutschland (*Epidemiologisches Bulletin* 21, 31.5.2010). Während einer üblichen jährlichen Grippewelle wird von etwa 5000 Opfern ausgegangen.

Der Gesundheitsausschuss des Europäischen Parlaments teilte laut *Ärztezeitung* 2011 mit, dass die Grippesaison 2009/2010 in Europa rund 2900 Tote gefordert habe, während sonst im Verlauf einer moderaten Grippesaison mit 40 000 Todesopfern zu rechnen sei.

Der Gewinn allein des Impfstoffherstellers GlaxoSmithKline (GSK) im Jahr 2009 betrug 5,5 Milliarden britische Pfund, also etwa 6,3 Milliarden Euro zum damaligen Wechselkurs. Das Unternehmen steigerte in diesem Jahr seinen Gewinn um zwanzig Prozent (RP online).

100 Billionen Mikroben leben auf jedem Menschen, hat das Mikrobiom-Projekt 2012 aus Genanalysen ermittelt.

Die *Ärztezeitung* berichtete im Mai 2012 unter Berufung auf das Paul-Ehrlich-Institut, dass in Deutschland unter der Grippe-Impfung Pandemrix 29 Fälle von Narkolepsie aufgetreten sind. Studien aus anderen europäischen Ländern ermittelten vier bis sechs solcher Fälle pro 100 000 Impfungen. Im *British Medical Journal* (2013, 346) kamen Wissenschaftler zu dem Schluss, dass das Erkrankungsrisiko durch den Impfstoff um das 14-fache erhöht sei.

## *Gecheckt, gescreent, gefisted*

Eine Cochrane-Untersuchung im *British Medical Journal* (2012; 345: e7001), welche die Daten von über 180 000 Patienten auswertete, zeigte, dass die Check-up-Untersuchungen nicht die Zahl der Todesfälle senken, wohl aber die Diagnosezahl erhöhen.

Sektionsstudien zeigen, dass achtzig Prozent der Achtzigjährigen Krebszellen in der Prostata haben (*Arznei-Telegramm*, 2009, 40).

Eine Metaanalyse verschiedener Studien im *British Medical Journal* (2010, 341) konnte keine Reduktion der Sterblichkeit durch PSA-Screening belegen.

Eine Untersuchung im *New England Journal of Medicine* (2012, 366) wies eine Reduktion der Sterblichkeit an Prostata-Krebs durch PSA-Screening um 21 Prozent nach, allerdings um den Preis einer hohen Überdiagnose und Übertherapie: Demnach müssen 1055 Männer untersucht und 37 behandelt (rund 20 operiert) werden, um einem das Leben zu retten.

Eine Untersuchung australischer Mediziner zeigte, dass Männer, die öfter als fünfmal die Woche ejakulieren, ein um ein Drittel niedrigeres Prostatakrebsrisiko aufweisen (*BJU*, 2003, Bd. 92, 3).

Eine Studienauswertung von Mühlhauser und Höldke (Radiologe 2002, 42) kam zu der Aussage, dass von 1000 Frauen, die über zehn Jahre gescreent werden, drei an Brustkrebs sterben, während es von 1000, die nicht untersucht werden, vier Todesopfer sind.

Laut Gøtzsche *The Cochrane-Library, 2011*, erhalten durch Mammographie zehn von 2000 Frauen eine Krebsdiagnose, die sie sonst nie tangiert hätte. 200 von 2000 gescreenten Frauen erhalten einen sogenannten falsch positiven Befund, der sich durch Nachuntersuchungen als solcher herausstellt. Eine Frau wird gerettet.

Jüngere Studien im *Journal of the Royal Society of Medicine* (2013, Bd. 106) und im *New England Journal of Medicine* (2012, Bd. 367) zeigten überhaupt keinen Effekt des Mammographie-Screenings auf die Sterblichkeit durch Brustkrebs.

Der Evaluationsbericht 2008–2009 des Mammographie-Screening-Programms in Deutschland kommt zu besseren Ergebnissen. Demnach werden acht Frauen pro 1000 Untersuchungen gerettet (in zwanzig Jahren). Vier Frauen werden unnötig operiert.

Das Max-Planck-Institut für Bildungsforschung ließ in einer Studie Mediziner Statistiken interpretieren. Fast die Hälfte der Probanden zog falsche Schlüsse.

## *Sequenzierter Kaffeesatz*

Der Fadenwurm besitzt etwa 20 000 Gene, der Mensch 23 000.

Die Speicherkapazität von drei Milliarden Basenpaaren beträgt gemäß ihrer Variationsmöglichkeiten sechs Milliarden Bit oder eben 750 Megabyte. Der tatsächliche biologische Informationsgehalt lässt sich so aber nicht erfassen, da es sich bei den Basenpaaren nicht um binäre Ziffern eines Computers handelt.

Laut WHO liegt die Diabetesrate von Erwachsenen im Südpazifik bei über vierzig Prozent, also etwa fünfmal höher als in Deutschland.

Die Deutsche Alzheimer Gesellschaft gibt an, dass die Genvariante 4 für das Apolipoprotein E bei dreißig bis vierzig Prozent der Alzheimerkranken vorkommt und bei zehn Prozent der gesunden Kontrollpersonen.

### *Love me gender*

Laut der *Pharmazeutischen Zeitung* (9/2006) wurde auf dem ersten Weltkongress für Gendermedizin auf die defizitäre Situation hingewiesen: Frauen werden bei Herzinfarkten schlechter versorgt als Männer. Ihre Symptome werden öfter fehlgedeutet. In Pharmastudien sind sie unterrepräsentiert.

Zahlreiche Untersuchungen zeigen, dass das räumliche Denkvermögen von der Höhe des Testosteronspiegels abhängt (*The Psychologist*, 2009, Bd. 22).

Männer sterben im Schnitt fünf Jahre eher. Gefährdeter sind sie vor allem zwischen dem zwanzigsten und vierzigsten Lebensjahr. Neunzig Prozent aller tödlichen Arbeitsunfälle erleiden Männer (*Deutsches Ärzteblatt*, 2013, 7).

### *Das Auge ist mit krank*

Eine Studie im *New England Journal of Medicine* (1994, 331) zeigte, dass sich bei 64 Prozent beschwerdefreier Personen pathologische Veränderungen an den Bandscheiben finden ließen.

Umgekehrt zeigen nur zwanzig Prozent der Patienten mit Rückenschmerzen passende krankhafte Veränderungen an der Wirbelsäule (*Der Orthopäde*, 1999, 28, 11).

Die durchschnittliche Strahlenbelastung jedes Bundesbürgers durch medizinische Anwendungen liegt bei 1,9 Millisievert im Jahr. Zum Vergleich: Die natürliche Strahlenbelastung durch kosmische Strahlung, Radonbelastung etc. liegt bei 2,1 Millisievert. Die noch bestehende Strahlenlast durch die Tschernobyl-Katastrophe von 1986 bei 0,012 Millisievert (*Deutsche Medizinische Wochenschrift* 2010, 135).

Basierend auf einer Dosis-Wirkungsbeziehung gehen Epidemiologen der Universität Oxford von 2049 jährlichen Todesfällen durch Röntgenstrahlung in Deutschland aus (*Lancet* 2004, 363).

Eine Untersuchung von Erwachsenen, die als Kleinkinder Bestrahlungen wegen Gefäßmissbildungen in der Kopf- oder Gesichtshaut erhalten hatten, wies bei diesen kognitive Defizite nach (*British Medical Journal*, 2004, 328).

### *Defi muss mit*

Die arthroskopische Glättung und Spülung des Kniegelenks wirkt nicht besser gegen Schmerzen als eine Schein-OP, wie US-amerikanische Orthopäden gezeigt haben (*New England Journal of Medicine*, 2002, 347).

Laut eines Berichts der Organisation für wirtschaftliche Zusammenarbeit und Entwicklung (OECD) von 2013 werden in Deutschland mehr Hüftprothesen eingesetzt als in allen anderen Staaten.

Eine Untersuchung im *New England Journal of Medicine* (2011, 365) zeigte, dass eine sogenannte interkranielle Stentbehandlung zur Prophylaxe von Schlaganfällen das Risiko eines solchen Ereignisses gegenüber der medikamentösen Prophylaxe um mehr als das Doppelte erhöht.

### *IGeLize it*

Eine Übersichtsstudie (*Cochrane Database Systematic Review*, 2006, 4) konnte keine Evidenz dafür finden, dass bei symptomfreien Probanden der Augendruck eine prädiktive Aussage über eine Glaukomentwicklung zulässt.

Das Ultraschall-Screening beschwerdefreier Frauen auf Eierstockkrebs führt laut der PLCO-Studie (*JAMA*, 2011, 305) pro einem entdeckten Fall zu 99 falsch positiven Befunden. Jeder dritte vorhandene Tumor wird übersehen. Von 35 000 untersuchten Frauen starben 118 an Eierstockkrebs, von der gleichen Anzahl nicht untersuchter Frauen waren es nur hundert.

### *Revolutionäre Zellen*

Keine Studie mit adulten Stammzellen konnte bislang eine eindeutige Geweberegeneration belegen.

### *Da helfen keine Pillen*

Die Heart-Protection-Studie belegte eine Reduktion der Mortalität um 1,8 Prozent unter Statin-Behandlung bei Patienten mit koronarer Herzkrankheit: Ohne Therapie starben innerhalb von fünf Jahren 14,7 Prozent an einem Gefäßereignis, mit Statinen nur 12,9 Prozent (*Lancet* 2002, 360).

Statine können das relative Herzinfarktrisiko um zwanzig bis dreißig Prozent senken, wie zahlreiche Studien gezeigt haben. Ihr Nutzen hängt somit von der Höhe des Erkrankungsrisikos ab: Liegt durch Gefäßerkrankungen die Wahrscheinlichkeit, einen Herzinfarkt in den nächsten zehn Jahren zu erleiden, bei zwanzig Prozent, wird es durch die Statin-Einnahme um vier Prozent gesenkt, d. h., vier von hundert hochgefährdeten Patienten schützt die Therapie vor einem Herzinfarkt.

Für gefäßgesunde Probanden zeigte eine Metaanalyse mehrerer Studien hingegen keinen Überlebensvorteil durch Statine (*Archives of Internal Medicine*, 2010, 170).

Eine Metastudie der Cochrane Collaboration zeigte bei Risikopatienten ohne bisherige Gefäßerkrankung hingegen einen Überlebensvorteil unter Statin-Therapie: Von 1000 Patienten leben mit Behandlung nach fünf Jahren 18 mehr als ohne (*Cochrane Database of Systematic Reviews*, 2013, 1).

Die sogenannte JUPITER-Studie zeigte ein um 27 Prozent erhöhtes Diabetesrisiko unter Statin-Behandlung (*New England Journal of Medicine*, 2008, 359). Metaanalysen (*Lancet* 2010, 375 und *Diabetes Care* 2009, 32) bezifferten die relative Risikoerhöhung auf zwischen 9 und 13 Prozent. Demnach würde sich das absolute Risiko um etwa ein Prozent erhöhen: Einer von hundert Patienten wird durch die Therapie zuckerkrank.

Eine Übersichtsarbeit im Fachmagazin *Public Library of Science* (*PLoS Medicine*, 2008, 5) konnte bei den Serotonin-Wiederaufnahmehemmern Fluoxetin und Paroxetin keine wesentlich über den Placeboeffekt hinausgehende Wirkung feststellen. Erst bei schweren Depressionen ließ sich eine deutliche Wirksamkeit aufzeigen.

### *Für mein Alter noch recht jung ...*

2002 zeigte die Womans Health Initiative-Studie, dass Hormonsubstitution zur Behandlung von Wechseljahrsbeschwerden zu einem erhöhten Risiko von Brustkrebs, Schlaganfall, Herzinfarkt und Lungenembolie führt (*JAMA*, 2002, 288).

Die Assoziation mit Brustkrebs bestätigte die Million Woman Studie ein Jahr später (*Lancet*, 2003, 362).

## *Morbus Methusalem*

Laut den Daten der Monica-Studie leiden mehr als fünfzig Prozent aller Deutschen zwischen 55 und 64 Jahren und rund siebzig Prozent in der Altersgruppe 65 bis 74 Jahre an Bluthochdruck (*Deutsche Medizinische Wochenschrift*, 2000, 125). Bei den Hochbetagten sind es über neunzig Prozent (Institut für Medizinische Statistik der Universität Köln).

Das Risiko von Folgeschäden steigt mit erhöhten Blutdruckwerten praktisch linear an. So liegt beispielsweise das Risiko eines tödlichen Schlaganfalls für einen Sechzigjährigen mit normalen Werten bei etwa drei Prozent, bei schwerer Hypertonie mit Werten von 180/100 bei rund dreißig Prozent (*Lancet* 2002, 360).

Dr. med. Paul Brandenburg

**Kliniken und Nebenwirkungen**

Überleben in Deutschlands Krankenhäusern

224 Seiten. Broschur

Woran erkenne ich einen guten Arzt?
Wie werde ich auch als Kassenpatient gut behandelt?
Sagt mein Arzt mir die Wahrheit?
Wie gefährlich ist meine OP wirklich?

Ein Arzt gibt Antworten – ehrlich, kritisch, auf Augenhöhe.

Dr. med. Paul Brandenburg erklärt die Mechanismen des Krankenhausbetriebs, gibt konkrete Tipps für den Umgang mit Ärzten und hilft Patienten, sich in den Untiefen des deutschen Gesundheitssystems zurechtzufinden.

fi 4-00065 / 1

Arnold Retzer

**Miese Stimmung**

Eine Streitschrift gegen positives Denken

Band 19151

Wir alle stehen unter dem Diktat des positiven Denkens. Noch nie konnten wir angeblich so einfach unser Glück finden, wir müssen es nur wollen, es liegt in unserer Hand! Selbstoptimierung ist Pflicht. Die Konsequenz: Depression und Burn-out!

Der renommierte Arzt und Psychologe Arnold Retzer zeigt uns einen Weg aus dieser Falle. Er setzt gefährliche Mythen außer Kraft, beendet falsche Hoffnungen und erklärt den Sinn von Angst und Zweifel. Er zeigt, was man aus schlechter Stimmung machen kann und macht so den Weg frei für eine realistische Selbsteinschätzung und Authentizität. Ein provokantes und ungemein befreiendes Buch.

»Es geht Retzer um nicht weniger als eine Umdeutung zentraler Werte.[...] Sein Essay macht Mut, den eigenen Reserven, Rückschlägen und Vorstößen mehr zu vertrauen als den Programmen, Pillen und Propheten der Glücks- und Erfolgsindustrie.«

*Die Welt*



fi 19151 / 1

Bill Mockridge

**Je oller, je doller**

So vergreisen Sie richtig

Band 19319

Lachen ist der beste Weg, dem Alter die Zähne zu zeigen – auch wenn es die Dritten sind! In seinem ersten Buch beantwortet der beliebte Theater-, Comedy- und Fernsehstar all die Fragen, die jeden Menschen auf der Reise ins Seniorenland plagen: Warum fällt mir alles aus, aber nichts mehr ein? Was ist senile Bettflucht, und wo stelle ich dafür den Asylantrag? Gibt es Sex im Alter? Und wenn ja, wie ging das noch? Mit viel Humor macht Bill Mockridge den Jungen Mut zum Altwerden und den Alten Mut zum Jungbleiben.

»Wir machen beide geniales Kabarett, nur er ist eine Pflegestufe weiter.«
*Harald Schmidt über Bill Mockridge*

Fischer Taschenbuch Verlag

fi 19319 / 1